# 中医药高等教育投入机制研究

主编 陈 利 李和伟

中国中医药出版社
·北京·

图书在版编目（CIP）数据

中医药高等教育投入机制研究/陈利，李和伟主编. —北京：中国中医药出版社，2014.1
ISBN 978－7－5132－1583－1

Ⅰ.①中… Ⅱ.①陈…②李… Ⅲ.①中医教育－高等教育－教育投资－投入机制－研究－中国 Ⅳ.①R2－4

中国版本图书馆 CIP 数据核字（2013）第 182016 号

中 国 中 医 药 出 版 社 出 版
北京市朝阳区北三环东路 28 号易亨大厦 16 层
邮政编码 100013
传真 010 64405750
北京泰锐印刷有限责任公司印刷
各地新华书店经销

\*

开本 880×1230 1/32 印张 8.625 字数 219 千字
2014 年 1 月第 1 版 2014 年 1 月第 1 次印刷
书 号 ISBN 978－7－5132－1583－1

\*

定价 25.00 元
网址 www.cptcm.com

如有印装质量问题请与本社出版部调换
版权专有 侵权必究
社长热线 010 64405720
购书热线 010 64065415 010 64065413
书店网址 csln.net/qksd
官方微博 http://e.weibo.com/cptcm

## 《中医药高等教育投入机制研究》
## 编委会

主　编　陈　利　李和伟
副主编　张　妍　李　晓　王　凯
编　委　张荣兴　车志远　孙　娜
　　　　郎显章　杨　洁　李　军

# 编写说明

"科学技术是第一生产力"的科学论断已经提出整整25年。伴随着社会的发展与进步,我们愈来愈明显地发现这个观念正逐步深入人心,因为无论从对教育的投入,还是整个国民的受教育水平都出现了大幅度提高。具体到医药教育,特别是中医药教育,科学技术的重要性更是越显突出。

经过30多年的改革开放,我国社会发生了翻天覆地的变化,国家对国民的健康关注度越来越高。特别是随着人类疾病谱的变化,导致人类死亡的疾病更多的是冠心病、脑卒中、糖尿病、癌症等慢性病。这些疾病治愈难,并且花销巨大。然而这些导致死亡的疾病却可以通过转变人们的行为方式,如保健、养生等进行预防,从而节省大量的医疗卫生支出。目前美国每年的医疗卫生支出占到了GDP的12%,而中医药的"治未病"思想恰恰符合时代的需要。因此,加大力度培养医疗水平高、科研能力强的新型中医药人才的任务就落在了中医药高等教育上,为此必须加大对中医药高等教育的投入。

本书从中医药高等教育在国家政治、经济等方面的重要意义出发,对中医药高等教育投入机制进行了较深入的探讨,不仅分析了中医药高等教育投入的各个环节,而且指出了存在的问题或不足,并提出了相应的对策。同时对美、英、日、法等国的高等教育投入情况进行了介绍,探讨了高等教育的绩效评价,希望读者能够从中有所收获。

本书第一章由张荣兴、车志远、孙娜、杨洁、郎显章、李军撰写,第二章由李晓撰写,第三章由张妍撰写,第四章至第七章由陈利撰写,第八章由李和伟、王凯撰写。

由于水平所限,本书不足之处在所难免,欢迎专家、学者提出宝贵意见,以便再版时修订提高。

编 者<br>2013 年 10 月

# 目　录

## 第一章　中医药高等教育投入的基本概念 …………… 1
### 第一节　教育投入概述 ………………………………… 1
一、教育投入的概念 ………………………………… 1
二、教育投入的特点 ………………………………… 2
三、教育投入、人力资本投入与智力投入的比较 …… 4
### 第二节　高等教育投入概述 …………………………… 5
一、高等教育的概念 ………………………………… 5
二、高等教育投入的概念 …………………………… 7
### 第三节　高等教育投入体制 …………………………… 15
一、相关概念 ………………………………………… 15
二、高等教育投入体制的概念 ……………………… 17
三、高等教育投入体制的发展 ……………………… 18
四、高等教育投入体制的内容 ……………………… 19
### 第四节　高等教育投入机制 …………………………… 21
一、机制的概念 ……………………………………… 21
二、高等教育投入机制 ……………………………… 21
### 第五节　中医药高等教育投入 ………………………… 23
一、中医药高等教育投入的概念 …………………… 23
二、中医药高等教育投入机制 ……………………… 23

## 第二章　中医药高等教育的发展 ……………………… 25
### 第一节　中医药高等教育的地位 ……………………… 25
一、党的政策推动了中医药高等教育的发展 ……… 25
二、中医药高等教育的发展适应了社会、经济、

文化的需要 …………………………………………… 34
第二节　中医药高等教育的作用 ……………………………… 37
　一、人才培养是中医药高等教育发展的核心 ………… 37
　二、成为中医药社会服务体系的重要组成部分 ……… 41
　三、高等中医药院校成为科学研究的重要基地 ……… 44
　四、推动中医药继续教育的发展 ……………………… 45
　五、促进中医药文化的传播与交流 …………………… 46
第三节　中医药高等教育面临的问题 ………………………… 50

第三章　中医药高等教育成本概述 ……………………………… 53
第一节　高校教育成本相关概念 ……………………………… 53
　一、成本的概念 ………………………………………… 53
　二、教育成本的概念 …………………………………… 55
　三、高等教育成本的概念和特点 ……………………… 58
　四、高等学校成本的概念 ……………………………… 64
第二节　中医药高等教育成本核算 …………………………… 69
　一、中医药高等教育成本核算的对象 ………………… 69
　二、中医药高等教育成本核算的内容 ………………… 70
　三、中医药高等教育成本核算的方法 ………………… 74
　四、中医药高等教育成本核算的特点 ………………… 78
　五、中医药高等教育成本核算的意义 ………………… 79

第四章　中医药高等教育投入现状 ……………………………… 85
第一节　中国高等教育经费投入现状 ………………………… 85
　一、中国高等教育财政性经费投入现状 ……………… 85
　二、中国高等教育非财政性经费投入现状 …………… 88
第二节　中医药高等教育经费投入现状 ……………………… 90
　一、中医药高等教育经费来源构成 …………………… 90
　二、中医药高等教育非财政性教育经费投入 ………… 92
第三节　中医药高等教育投入变动趋势 ……………………… 97
　一、中医药高等教育投入实证分析 …………………… 97

二、中医药高等教育投入不足之处 ………………………… 106
## 第五章 国外高等教育投入机制 ………………………… 107
### 第一节 国外高等教育投入机制概况 …………………… 108
一、国外高等教育管理机制类型 …………………………… 108
二、国外高等教育投入模式 ………………………………… 108
### 第二节 美国高等教育投入机制 ………………………… 109
一、美国高等教育投入方式 ………………………………… 110
二、美国高等教育投入渠道 ………………………………… 110
### 第三节 英国高等教育投入机制 ………………………… 117
一、英国高等教育投入渠道 ………………………………… 118
二、英国政府对高等教育的拨款模式 ……………………… 122
三、政府和高等教育拨款委员会的责任 …………………… 123
四、英国高等教育投入的特点 ……………………………… 124
### 第四节 日本高等教育投入机制 ………………………… 124
一、日本高等教育经费管理模式 …………………………… 124
二、日本高等教育投入渠道 ………………………………… 125
三、日本高等教育投入的特点 ……………………………… 131
### 第五节 印度高等教育投入机制 ………………………… 131
一、印度的大学拨款委员会 ………………………………… 132
二、印度高等教育投入渠道 ………………………………… 133
三、印度高等教育投入的特点 ……………………………… 137
### 第六节 法国高等教育投入机制 ………………………… 138
一、法国高等教育的中央集权制 …………………………… 138
二、法国高等教育投入渠道 ………………………………… 139
### 第七节 各国高等教育投入机制的比较 ………………… 143
一、政府投入是最主要的经费来源 ………………………… 144
二、中央政府与地方政府的责任不同 ……………………… 144
三、学杂费逐渐成为重要的教育经费来源 ………………… 145
四、捐赠和其他形式的收入是高等教育经费的补充 …… 145

## 第六章　国内高等教育投入机制 …… 146
### 第一节　中国高等教育财务管理体制 …… 146
一、中央统一财政和分级管理 …… 146
二、划分收支，分级包干 …… 147
三、分税制财政体制下多元分级拨款制 …… 148
### 第二节　我国高等教育投入规模 …… 149
### 第三节　部属院校与地方院校的财政性投入概况 …… 150
一、教育部直属高校教育投入情况 …… 152
二、地方高校教育投入情况 …… 156
### 第四节　地区间高等教育财政性投入概况 …… 163
一、发达地区与不发达地区经济发展比较 …… 164
二、普通高等学校教育规模的地区差异 …… 165
三、普通高等学校教育质量和办学效益的地区差异 … 166
### 第五节　不同学科类别高等教育财政性投入概况 …… 167
### 第六节　中医药高等教育投入概况 …… 168
一、中医药高等教育的投入 …… 169
二、中医药高等教育投入存在的不足 …… 177
三、完善中医药高等教育投入机制的策略 …… 178

## 第七章　高等教育投入的绩效评价 …… 180
### 第一节　教育投入和产出的关系 …… 180
一、高等教育的成本 …… 180
二、高等教育的收益 …… 182
三、中医药高等教育投入与产出的特点 …… 185
### 第二节　中医药高等教育资源利用效率分析 …… 188
一、人力资源利用效率 …… 189
二、物力资源利用效率 …… 193
三、财力资源利用效率 …… 198
四、高等教育资源利用效率评价 …… 200
### 第三节　高等教育绩效评价 …… 202

一、高等教育绩效评价概述……………………… 202
二、普通高等学校本科教学工作水平评估方案……… 205
三、中医药高等教育投入实行绩效评价制度的意义
　………………………………………………………… 217
四、中医药高等教育投入实行绩效评价的难点与对策
　………………………………………………………… 220

第四节　中医药高等教育投入的绩效评价体系……… 222
一、中医药高等教育投入绩效评价的原则…………… 222
二、中医药高等教育投入绩效评价的目标…………… 225
三、中医药高等教育投入绩效评价的重点问题……… 226
四、中医药高等教育投入绩效评价指标体系………… 229
五、中医药高等教育投入绩效评价的流程和方法…… 231

第八章　加大中医药高等教育投入的对策……………… 234
第一节　提高对中医药高等教育投入重要性的认识…… 234
一、把教育摆在优先发展的战略地位………………… 235
二、扩大政府对中医药高等教育的支出……………… 236
三、完善高等中医药院校内部管理体制与运行机制
　………………………………………………………… 237
四、改善中医药高等教育的办学条件………………… 239

第二节　建立具有激励机制的政府拨款制度…………… 239
一、改革对中医药高等教育的拨款方式……………… 239
二、推进中医药高等教育管理体制改革……………… 242
三、进一步完善中医药高等教育财政预算管理制度
　………………………………………………………… 245
四、建立中介机构，变直接管理为间接管理………… 246
五、改革政府对高校的科研支出政策………………… 247
六、完善政府对学生的资助体系……………………… 248

第三节　多渠道筹措中医药高等教育经费……………… 249
一、建立中医药高等教育基金………………………… 249

二、建立中医药高等教育募款机制……………………… *252*
三、多渠道筹集中医药高等教育资金……………………… *253*
四、积极发展民办中医药高等教育……………………… *255*
五、建立有效的高等教育法律调控机制……………………… *257*
**主要参考文献**……………………………………………… *262*

# 第一章 中医药高等教育投入的基本概念

"科教兴国"是我国的重大战略举措,随着经济全球化的逐步深入,经济发展越来越离不开人力资本这一因素,教育投入成为形成人力资本的重要途径,世界经济发展的历史表明,人力资本正在逐步取代物质资本成为经济发展中的重要生产要素。知识对经济发展的作用越来越重要,作为培养人才的基地,教育在现代化建设中的作用日益凸显。

## 第一节 教育投入概述

教育投入是教育发展的重要手段,教育投入又称为教育投资。与"投资"比,"投入"外延更广,如高等教育评估中经常提到的"四个投入不足"(学校领导投入不足、教学经费投入不足、教师经历投入不足、学生学习时间投入不足)中,只有"教学经费投入"与"投资"有关。"投入"只有用于经济领域,只有投入资金时,才与"投资"通用。

把"投资"这个经济学的概念引入教育领域始于19世纪,西方教育经济学家发现教育对经济增长与经济发展具有一定的促进作用,并把教育视为一种具有生产意义的能带来经济效益的活动,因此开始把对教育的投入也称为投资。

### 一、教育投入的概念

所谓教育投入,《教育大辞典》的解释是:"教育投入亦称'教育投资',是社会和个人直接、间接投入教育领域的人力和物力的货币表现。教育活动的进行,必须以一定的人力和物力为前提,在商品货币关系存在的条件下,这种人力和物力投入一般采取货币形式,表现为财力。如从事教育工作的教师、教育行政管理人员、教辅人员以及受教育者,他们都需要消耗一定的社会资源。教育投资包括:1. 社会直接投资,指各级政府、企事业单位、团体对教育的投资以及国内外个人对教育的捐资;2. 社会间接投资,指社会举办教育事业可能失去的国民收入;3. 个人直接投资,指受教育者个人和家庭为受教育者直接支付的教育费用,包括学杂费、文具费、书费、生活费等;4. 个人间接投资,指到达劳动年龄者因受教育可能损失的个人收入。在实际工作中,一般只计算社会和个人直接投资。"因此,教育投入是指投入教育领域,用于提高人的劳动能力的人力和物力的货币表现。它包括两个意思:一是投入教育领域;二是提高人的劳动能力。

## 二、教育投入的特点

### (一) 教育投入过程具有长期性和连续性

要把一个人从懵懂无知培养成社会所需要的具有一定知识技能和认知水平的专门人才,往往需要接受十几年甚至更长时间的教育,投入亦很多。随着社会的进步,终身学习的理念越来越深入人心,人们受教育的时间不断加长,在教育领域投入的资本日益增多。而要将教育投入转变为教育能力,发挥教育的经济效益又需要一个很长的时间和过程,且受教育自身特点的制约,这种投入具有相对的连续性和稳定性,否则将不利于对受教育者的智力开发。

### (二) 教育投入效果具有时滞性和间接性

教育领域自身并不能直接创造出相应的经济价值及收益,

教育领域的投入成本一般只能用其他经济领域里的劳动成果或收益进行补偿。劳动者在接受了十几年，甚至更长时间的教育之后还需要通过市场将劳动力转化为现实生产力，并据此取得相应的劳动报酬。因此，教育投入收益的获得往往需要较长的过程，且具有一定的间接性。

（三）教育投入收益具有递增性

物质资本在生产和经济增长过程中，由于磨损或损坏，其收益和效率是递减的，而教育投入对于经济增长的作用则表现出收益递增的特性。教育投入导致知识的积累，而知识在经济运行过程中发挥功能时具有两个重要的特点：其一是外部性，即一种新知识或新方法在单个企业或部门的运用很快会对其他企业或部门产生示范作用，从而形成外部经济效应。其二是累积性和扩张性，指的是随着知识量的增长，其所蕴含的生产能力将呈现倍增的扩张趋势或质的飞跃。当一种知识存量积累到一定程度而出现创新时，往往会带来生产方法的重大变革和生产能力的成倍增长。

（四）教育投入是效益最大的投资

教育投入是开发智力、发展教育事业的必要前提，也是提高教育质量的物质基础，是经济和社会发展的重要因素。教育投入在财政支出或国民生产总值支出中的比例反映了教育投入与国民经济的关系，反映了教育投入的水平。从长远看，教育投入是效益最大的一种投资。一个国家在发展的过程中，教育投入一般是递增的。随着国民经济和社会的发展，一方面对各种专门人才和熟练劳动者的需求越来越多，对国民文化水平的要求越来越高，从而要求教育事业与之相适应；另一方面，国民收入总量和人均国民收入量也不断增加，有可能承担日益增长的教育投入。当今世界各国普遍重视对教育的投入，国家教育投入的数量和比例受该国历史文化传统、政治、经济、人口等多方面因素的制约。

## 三、教育投入、人力资本投入与智力投入的比较

### 1. 教育投入

教育投入主要是指一个国家或地区，根据教育事业发展的需要，投入教育领域中的人力、物力和财力的总和，是通过教育增强劳动力的素质，进而提高其生产能力，以期获得更高的效益的投入。在知识经济时代的今天，教育投入与社会经济发展间的关系愈加密切，从社会经济发展的角度来看，进行教育投入的目的就是培养出符合现代化大生产所需要的各级各类人才，进而推动社会经济的快速发展。

### 2. 人力资本投入

人力资本投入是上个世纪60年代由舒尔茨在美国经济学年会上发表的名为《人力资本投资》中首次提出的。舒尔茨认为：人力资本是体现在劳动者身上的以劳动者的数量和质量表示的资本。劳动者的知识、技术水平、劳动技能的高低不同，决定了人力资本对经济的生产性作用的不同，结果使国民收入增长的程度也不同。人力资本投入就是通过增加人的资源而影响未来的货币和物质收入的各种活动。一般指健康、教育、训练、职业介绍与人口迁移等方面的直接或间接费用，包括：①教育支出；②在职训练支出；③非厂商所举办的教育训练；④劳动力国内流动支出；⑤保健设备和服务的各种支出；⑥移民入境支出；⑦提高企业能力方面的投资。这种投入形式增加了人力资本的知识存量，表现为人力资本构成中的普通教育程度。

### 3. 智力投入

智力投入，《教育大辞典》的解释为："用于开发人的智力而进行的投资，或把人的智慧和能力作为一种巨大资源而开发的投资。主要包括：①用于各级各类各种形式教育和训练的

费用,是智力投入的主要部分;②用于发展各种文化事业的经费;③用于科学技术的研究和普及的经费等。智力投入是一种收益很高的生产性投资。"除了教育、培训这些教育投入外,它还包括儿童保育费、保护增进人的智力的医疗保健费等人力资本投入的内容。此外,它还包括文化事业费(如文化馆、图书馆、博物馆与青少年宫等)、科学研究费(科学研究、技术开发和科学普及等)、技术开发费和人才流动迁移费等。

**4. 教育投入、人力资本投入与智力投入三者的区别与联系**

教育投入是人力资本投入的主体,人力资本投入是外延比教育投入更广的一个概念,智力投入的大部分外延比教育投入和人力资本投入要广,在某些方面(如不包括体力)则比教育投入和人力资本投入的外延要窄。这三者的联系在于都与教育有关系,而且是人力资本投入和智力投入的主要组成部分。

## 第二节 高等教育投入概述

### 一、高等教育的概念

高等教育是一个历史的、动态的概念。在英国,1963年前,高等教育只是对传统大学的教育而言,是指培养"精英"、"文雅"的贵族的教育。在当时,技术学院、理工学院的教育都不属于高等教育的范畴。随着社会的进步和发展,高等教育的概念也在不断的演进和发展。

#### (一)国外对高等教育的定义

1962年联合国教科文组织在非洲召开高等教育会议,首次对高等教育做了如下定义:"高等教育是指大学、文学院、理工学院和师范学院等机构所提供的各类型的教育。"

1976年,联合国教科文组织第10届大会通过了《国际教育标准分类法》,该法案中对中等以上教育定名为"第三级教育",以完成中等教育或具有同等学力证明为进入本级教育的最低要求。

1978年《大英高等教育百科全书》认为：高等教育是学术水平高于中等教育的第三级教育。要进入高等教育，最低入学资格是完成中等教育或具有同等学力水平。

1996年《教育大辞典》指出：高等教育是指中等教育以后程度的各类教育，以及少量高等教育机构设置的一般计划课程所提供的教育。

1998年《实用教育大词典》解释说：高等教育是建立在中等教育基础上的各种专业教育，担负着培养各种专门人才和开展科学研究的双重重任。其教学组织形式可以实行全日制或业余教学、面授或非面授等等，教育程度分为专科、本科以及研究生。实施高等教育的机构通常是大学、学院和专科学校。

1998年在巴黎召开的首届世界高等教育大会上对高等教育作了如下界定：高等教育是指国家主管部门批准的，作为高等教育机构的大学，或其他教育机构提供的各类中等教育后的学习、培训或研究性培训。高等教育是培养创新型人才、提高劳动者能力的关键，与基础教育、中等教育相比，高等教育的受教育者会接受更多的道德观念、处世理念，会有更加成熟的世界观、价值观和人生观，会形成更加健全的人格。

（二）我国学者对高等教育的定义

国内的教育界专家和学者也对高等教育的内涵进行了深入的探讨：

潘懋元（1993年）提出："高等教育是建立在普通教育基础上的教育，以培养专门人才为目标，一般全日制本科生的年龄是20岁左右的青年，他们的身心发展已趋成熟。"

胡建华（1995年）把高等教育界定为"在完成中等教育基础上进行的各种学术性、专业性教育"。

薛天祥（2001年）认为："高等教育是完成中等教育后的

专业教育。"

1998年8月第九届全国人民代表大会常务委员会通过的《中华人民共和国高等教育法》第二条明确界定：高等教育是指在完成高级中等教育基础上实施的教育。它指培育高级专门人才的一个教育层次，即在普通高中或职业高中基础上到各类普通高等学校、成人高等院校、民办高等院校等机构接受的所有教育。

本书所指的高等教育即是指在完成中等教育基础上实施的学历教育，包括普通本科学校、高职高专院校所进行的教育活动。

## 二、高等教育投入的概念

### （一）高等教育投入

教育投入是指一个国家或地区，根据教育事业发展的需要，投入教育领域中的人力、物力和财力的总和。从这个角度上讲，高等教育投入就是投入到高等教育这一领域中的人力、物力和财力等的总和。

在国外，投入到高等教育的经费，不仅包含政府部门为支持研究与开发活动（R&D），也包括政府直接对高等教育的投入，还包括民间对教育捐赠和各类基金会基金。在我国对高等院校的投入除中央政府的投入外，还包括地方政府的投入，个别高校有民间资本的投入。本书中所讨论的高等教育投入，主要指国家和地方政府的投入、学杂费收入、社会捐赠及其他收入。高等教育投入可以通过提高受教育者的劳动技能和劳动生产率，从而实现整个社会经济产量的提高和个人收入的增加。高等教育过程可以使受教育者得到精神享受和心理满足，因此具有生产和消费双重属性。要实现高等教育投入的功能，还需要与相应的物质资本相结合，服从于社会经济发展对高等教育投入的具体需求，只有高等教育投入与经济发展相协调，才能在社会再生产过程中最大限度地发挥作用，充分表现其生产属性。

一般来说，受教育者往往具有更高的社会责任感，会具有更大的劳动热情和事业心，具有更好的职业道德和合作精神，这些品质对经济发展、个人收入的提高都会产生直接或间接的影响。此外，受教育者还可以影响其周围的人，进而直接或间接地增加生产能力，带动经济的发展。也就是说，受高等教育的劳动者越多，就会越有利于促进经济的发展。

### （二）高等教育投入的分类

高等教育投入是高等教育事业发展的必要前提，也是提高高等教育质量的物质基础。

根据西方教育经济学家的分类方法，高等教育投入可分为公共高等教育投入、个人高等教育投入和社会高等教育投入。公共高等教育投入是指各级政府依照法律的财政性教育经费支出，即中央或联邦政府、省或州等地方政府用于高等教育的财政性支出，不含私人和企业的教育投资以及由国外提供的教育贷款和援助。个人高等教育投入是指个人（受教育者及其家庭）因受教育而支付的实际成本和机会成本，即包括学杂费、生活费和机会成本等。社会高等教育投入是指团体、企业对教育的捐赠、资助和企业对职工在职培训所支付的费用。

### （三）高等教育投入的性质

高等教育投入的性质是指高等教育对经济与社会发展所具有的意义的认识。具体地说，高等教育是为了达到个人某种目的和社会文化传播而取得享受的消费性支出，还是促进经济增长的生产性投资，在教育经济史上对此有过不同的认识。随着高等教育投入机制的完善，对高等教育投入性质的认识不断加深。目前，主要有三种观点：

第一种观点认为，高等教育投入是消费性支出。持这种观点的主要是教育学家。他们认为，教育的首要功能是传播文化科技知识，丰富精神生活，促进社会文明以及文化道德方面的建设。对于社会而言，高等教育是传播文化科技知识的工具。对于个人而言，则是满足个人求知、增强个人修养的手段。早期的大学里主修课程只有七门：语法、逻辑、修辞、算数、几何、天文、音乐。显然，这些课程都是没有直接实用价值的。它们的共同特点是：追求纯粹的知识，提高人的内在修养。这种观点认为，高等教育的功能主要是提升社会效益，具体体现在社会文明以及文化道德方面，更多地与人文主义对人性的解放与对人权的尊重相联系。如1972年，联合国教科文组织在发表的《学会生存》中指出："既然教育本身不能单独克服社会的邪恶，它应该力求增进人民控制自己命运的能力。"1995年，联合国教科文组织在发表的《教育——财富蕴藏其中》中指出："教育机制的首要作用之一是使人类有能力掌握自身的发展。"因此，从整个国民收入分配角度看，高等教育具有公益性和明显的公共产品的特征，教育部门不直接产生社会财富，是非物质生产领域，教育纯粹属于消费性支出。

第二种观点认为，高等教育投入是生产性投资，持这种观点的主要是经济学家。他们认为，从教育受益的周期分析，教育投入是一种形式的超前生产。现代化生产的特点是再生产规模的不断扩大，国家在拿出部分国民收入去购买追加的生产资料与人力资源的同时，也必须将另一部分国民收入用于满足人民群众日益增长的物质文化需要，这其中也包括教育。在整个过程中，用于扩大再生产的生产资料消费投入的经济回收期相对比较短，而高等教育对于个人能增强个体的劳动能力，从而增强择业与工作的竞争能力，增加个人的收入，具有私益性和私人产品的特征。对于社会则是提高了劳动生产率，增加了社会财富，促进了经济增长。虽然发生经济效用需要较长的时间，但对个人和社会都会带来收益。

由于高等教育投入的这一特征，使得增加教育投入与物质资料生产之间产生一定的矛盾。但这不是说将两者对立起来，从较深的层次上讲，应当把今日的教育投入视为对明日社会再生产的充分准备，把用于教育投入的财政收入既作为提高未来劳动生产率的投入，反过来又是增加财政收入的有力手段。由于高等教育过程实质上是提高人的体力和智力的过程，所以也是推动社会生产力发展最为活跃的要素。在教育投入中，不仅要消耗教工的时间和精力，还要消耗一定的物质财富，而且在整个过程中，并不直接产生价值增长。但是正是这种消耗为生产过程做了充分的准备，使新的生产过程能够为社会创造更多的价值和使用价值，最终不仅补偿了教育投入的不足，而且还能增加国民财政收入。因此，中国社会科学院研究员于光远认为："教育的劳动是在人类的头脑上下工夫的劳动，它的产品不是人的集体，而是人所获得的指挥、才能、品德等等。"

《教育词典》在解释"教育投资/入"条目时认为："根据美国舒尔茨的计算方法，日本在1936—1955年的20年间，在国民收入增长部分中，约有75%是由于增加教育投入取得的。美国由于教育投入而增加的国民收入约占国民收入总额的35%。因此教育投资/入是生产性的。"教育部在1998年12月24日颁布的《面向二十一世纪教育振兴行动计划》第42条规定："落实科教兴国战略，必须转变把教育投资作为消费性投资的概念，要切实把发展教育作为基础设施建设，把教育投资作为一种基础性的投资，千方百计增加教育投入。"教育投资对国民经济的促进作用表现在：1. 教育是发展生产力的智力基础；2. 教育是科学技术转化为现实生产力的桥梁；3. 教育是实现生产管理现代化的决定因素；4. 教育是生产高素质劳动力的根本途径。

第三种观点认为，从消费与生产的经济关系来看，教育既是一种有形的消费形式，又是一种潜在的生产过程。持这种观点的主要是教育经济学家。他们认为，首先要看到高等教育是消费性支出。从个人角度，受教育者及其家庭因接受教育而支出一定的学费，同时获得增加就业收入的机会成本。从社会角度，国家为发展高等教育事业投入大量资金兴建教学设施、购买教学设备、聘请教师等，这些都是有形的消费。

从另一个方面来看，掌握科学技术和文化知识的劳动者是生产力的决定因素，教育费用的投入换取的是人力资源素质的提高。因此，高等教育培养的人和生产的知识是潜在的生产力，在生产过程中受过高等教育的人比未受过高等教育的人能发挥更大的作用，可以提高劳动生产率。此外，高等教育过程中能够生产科学知识形态的生产力，转化为技术后可形成现实和直接的社会生产力。因此，从产出的角度，高等教育投入一方面有助于个人未来生产所得的增加，另一方面，还有助于提高全社会的劳动生产率。所以作为消费的高等教育投入是一种有效的投入，主要体现在其能带来个人未来的收入增加以及国民收入的整体增长。

辩证唯物主义认为，生产与消费不是绝对对立的，而是辩证统一的。它们的关系是：1. 马克思指出："生产行为本身，在它的一切因素上，也就是消费行为。" 2. 没有生产就没有消费，没有消费就没有生产。生产是消费的手段，消费是生产的目的。生产决定消费，消费又反作用于生产。具体到教育投入，应是一个循环的过程："教育投入→生产人的劳动能力→提高劳动生产率→经济增长→更多的教育投入。"由此可见，从"教育会生产人的劳动能力"上讲，教育是广义的生产过程。我国著名的教育经济学家邱渊指出：教育投入是"有形的消费，潜在的生产；必要的消费，扩大的生产；今天的消费，明天的生产。"

我国著名经济学家董辅礽认为："从经济学角度看，教育是一种劳务，它既是消费的教育又是投资的教育。"教育现象实际上是经济学视野中的经济现象，可以用经济学的原则来解释教育行为并得出相应的结论。具有明显功利性目标的高等学校的学生接受高等教育既是一种投资行为，又是一种消费。大学生既是投资者又是消费者。作为投资者，学生关心自己投资的未来收益，在一定时期内收回成本。学生与管理者、教师的关系不再是简单的被教育者与教育者的关系，而介入了直接的经济利益关系，表现为消费关系、交换关系、委托者代理人关系。

20世纪60年代后，世界高等教育研究出现了偏向教育经济功能的趋势。20世纪80年代"教育危机"后，又认识到教育投资并不会自动地对经济产生持续的作用，其发挥作用的程度取决于社会政治经济环境与教育的适应性。因此，高等教育投入的性质在实践和研究中不断深化。

（四）高等教育投入的特点

**1. 投入的非营利性**

在市场经济条件下，企业的投资是营利的。企业的目标是谋求股东利益的最大化。高等教育投入则不同，它不是以盈利为直接目的，虽然也在一定意义上考虑其办学效益，但学校仍属于非营利组织。国家投资高等教育，以及个人付费接受高等教育在客观上给个人以及社会带来了直接或间接的利益，但是究其最终目的是为社会培养具备高素质的人才。因此，《中华人民共和国高等教育法》（简称《高等教育法》）第24条规定："设立高等学校，应当符合国家高等教育发展规划，符合国家利益和社会公共利益，不得以营利为目的。"《教育法》第25条规定："任何组织和个人不得以营利为目的举办学校及其他教育机构。"

西方发达国家同样也认为教育是非盈利的，像美国这样的发达国家同样为公益而办学。在美国，即使是私立学校，只要被社会和政府认可，一般都属于非营利性的。

**2. 投入的连续性**

对于某一个体来讲，人力资源与物质资源不同，机器设备是一次性投资，虽然也有一些更新改造，但如果换一台新设备的费用不高而效率更高，则可淘汰旧设备。人力资源则不同，人是"活到老，学到老"，实行终身教育。高等教育是培养人才的社会性活动。把一个普通人培育成为社会需要的有用之才，是一个连续不断的过程，因此，高等教育投入也是不断追加的过程。随着科学技术的发展进步、高新技术的推广应用及产业和技术结构的不断升级优化，需要具备高等教育背景的社会劳动者与之适应。此外，在新的管理模式下，劳动者需要在不同生产部门间进行流动或转移，与此同时，劳动者所需的知识技能更新周期不断缩短，综合诸多因素使得教育投入必须具有很强的连续性，甚至需要贯穿人的一生。因此，高等教育投入具有连续性。

**3. 投入的递增性**

随着经济发展带来的教育者和受教育者生活待遇的提高，随着教育内容的不断丰富和教育技术的现代化，高等教育成本呈现递增的趋势。高等教育成本分担理论要求政府的投入和个人的投入都应是递增的。只有这样，才能保证高等教育的高质量。

**4. 投入的迟效性**

高等教育投入周期长，一个学生从小学到博士需20余年时间才能对社会作贡献，自己也获得收益。也就是说，高等教育的投入要转化为经济效益需要一个很长的时间，需要经过一个知识和能力转化的"滞后"期。英国剑桥教育咨询公司中国部主任，曾供职于我国教育部的胡文斌认为，政府有各种各样的投入，在资源有限的情况下往往不会首先考虑教育，因为教育投入收效周期太长。这也是一个很现实的选择。

### 5. 投入效果的长效性

高等教育培养的专门人才，无论在物质生产部门，还是在科研教育或政府部门，都能够在社会层面长效地发挥作用，且可以长时间为社会带来经济效益和社会效益，对个人的收益也是长期的，且不受年龄的限制。因此，可以说高等教育投入是人力资本中知识存量随着时间的推移不断积累的生产过程，是实现时间这种稀缺资源价值的最好体现。

### 6. 投入的间接性

教育行业本身的特点决定了教育投入功能及作用的发挥与相应的物质资本投入很难对应，主要是因为影响物质资本投入的因素很多，在很多情况下很难甚至不能直观地反映出教育投入与物质资本投入之间的对应关系，这就使得教育投入具有一定的弹性或伸缩性。简单地说，就是高等教育投入不能直接同物质生产资料结合，不会直接生产社会物质财富。它是通过所培养的专门人才的劳动能力与科研成果在物质生产领域显示或转化出经济效益的，从这个意义上讲也可称之为潜在性。

教育经济学家研究表明，教育投入的效益形成，遵循如下规律：教育投入产生的经济效益主要是间接的；教育投入产生的经济效益在时间上是比较迟缓的；教育投入产生的经济效益发挥作用的时间比较长；教育投入产生经济效益的形式是多种多样的。因此，高等教育投入还具有多效性、高效性和特效性等特点。就多效性而言，英国经济学家马克·布劳格总结了高等教育的间接效益有9项，如代际影响、适应能力、民主意识等。

## 第三节　高等教育投入体制

### 一、相关概念

1993年《中国教育改革和发展纲要》提出"改革和完善教育投入体制";十六届三中全会又提出"完善和规范教育投入体制";2004年2月,国务院批转的《2003—2007年教育振兴行动计划》规定:"非义务教育的办学经费,以政府为主渠道,由政府、受教育者和社会共同分担,逐步形成与社会主义市场经济体制相适应的、满足公共教育需求的、稳定和可持续增长的教育投入机制。"

在上述文件中提到了两个概念"教育投入体制"和"教育投入机制",这两者是什么关系呢?为了搞清楚这两个概念,我们先了解"体制"和"机制"及相关的一些概念。

#### (一) 体制

对于体制,《辞海》的解释是:"体制,国家机关、企业和事业单位机构设置和管理权限划分的制度。如国家体制、企业体制。"《古今汉语实用词典》的解释是:"体制指机关团体的组织制度。"从上可以看出,《辞海》和《古今汉语实用词典》将"体制"解释为"制度。"

#### (二) 经济体制

对于经济体制,《经济大词典》的解释为:"经济体制全称'国民经济体制'。在一定的社会制度下生产关系的具体组织形式,以组织、管理和协调国民经济的体系、制度、方式、方法的总和。涉及国家处理社会经济关系与管理社会经济活动的根本问题。包括的主要内容有:1.国家管理国民经济的基本原则、方针和政策;2.生产资料所有制具体形式与结构;

3. 经济组织形式，包括管理、调节、监督机构的设置等；
4. 管理制度，包括计划体制、物资体制、劳动体制、价格体制、投资体制、财政体制、金融体制、工业体制、农业体制、商业体制和外贸体制等。在社会主义国家，由于各国的国情不同，因而规定的经济体制也不相同。按管理类型划分，有集权型和分权型两大类。前者由国家统一集中掌握整个国民经济和企业经济活动的决策；后者除整个国民经济的决策由国家集中掌握以外，企业日常经济活动的决策则由企业自己掌握，并由企业自负盈亏。"一般而言，经济体制是指一定生产关系的具体表现形式的总和。其主要内容是如何划分经济管理中各经济主体的权限和责任以及有关的机构设置等。

（三）高等教育体制

《教育大辞典》对高等教育体制的解释是："教育体制指教育事业的机构设置和管理权限划分的制度，主要是教育内部的领导制度、组织机构、职责范围及其相互关系，涉及教育事业管理权限的划分、人员的任用和对教育事业发展的规划与实施，也涉及教育结构各个部分的比例关系和组合方式。教育体制大体分为两种类型：一是集权制类型，如前苏联、法国；二是分权制类型，如美国、加拿大。中国随着社会主义建设的发展需要，正在进行教育体制改革，如把基础教育权力下放给地方；农村教育实行分级办学、分级管理；中等教育结构改革；高等学校扩大办学自主权和改革招生及毕业生分配制度等。"

华中师范大学孙绵涛教授指出："高等教育体制是高等教育机构与相应规范的结合体或统一体。它是由高等学校这个实施机构与相应规范相结合而形成的高等学校教育体制、高等教育行政机构与相应规范相结合而形成的高等教育行政体制、高等学校内部的管理机构与相应规范相结合而形成的高等学校管理体制三个子体制系统所组成。"高等教育体制的内容包括办学体制、管理体制、投入体制、招生体制、毕业生就业体制等等。其中,高等教育投入体制是高等教育体制的重要内容。

(四) 教育经费管理体制

《教育大辞典》对教育经费管理体制的解释是:"教育经费管理体制,是教育经费来源、分配、使用和管理的系统和制度。目前国际上的教育经费管理体制分为三种类型或三种模式,一是分权制管理体制,如美国、印度和南斯拉夫等。以美国为例,教育经费管理以地方州政府为主,实行联邦政府、州政府和地方政府三级管理体制;二是分权制和集权制相结合管理,如日本、英国等。以日本为例,教育经费由中央文部省和地方政府共同管理。中央文部省负责各国立学校教育经费,对地方公立学校和私立学校教育经费实施补助。地方设立都道府县和市町村两级教育委员会,负责本级教育经费分配管理;三是集权制管理体制,如法国、前苏联、智利等。以法国为例,国家国民教育部负责80%以上教育经费的管理。改革开放前,中国教育经费管理体制属于中央集权制管理类型。"由此可见,"教育经费管理体制"仅是财政拨款的一种管理体制。改革开放后,我国实行分权制和集权制相结合的管理体制,即中央教育部负责教育部所属的高等学校,对地方公立学校教育经费实施补助,省教育部门负责省属高等学校。

## 二、高等教育投入体制的概念

史万兵认为,"投入体制是指从何处、以何种方式取得教育经费,并且合理有效地配置教育经费。合理配置教育资源是教育活动有效开展及高质量运行的保障。因而,教育投入体制的改革,是保证教育投入、落实教育优先发展战略地位的根本措施。"

范先佐教授在论述教育投入体制的作用时,对教育投入体制的概念作了解释:"教育投入体制,作为约束、管理教育投资活动的制度与规范,对教育投资的运用与教育功能的发挥起着巨大的制约作用和影响。"

闵维方等认为,"高等教育投入体制在这里定义为关于高等教育投入的机构设置、权限划分和有关的规章制度。"由此可见,高等教育投入体制是指政府明确高等学校筹集渠道和筹资方式,合理有效地配置高等教育资源,约束和管理教育投资活动,影响高等教育发展并与经济体制与教育体制相适应的制度。

有的观点认为,高等教育投入体制决定高等教育体制,这种观点指出:"改变教育体制,首先要改变教育拨款体制。有的学者建议,在全国人民代表大会设立特别的教育统筹委员会,决定每年国家教育资源的分配。只有公开听取社会各界的意见,按照民主的原则分配教育经费,中国教育资源配置中的浪费现象才会逐步减少。如果不能在教育经费的使用上集思广益,充分照顾到欠发达地区的合理诉求,那么,中国的教育领域将会出现严重的浪费。另外,教育改革关键的一点就是民主建设问题。如果不实行民主决策,或者在教育资源配置过程中不增加透明度,那么,教育领域中的诸多节约行为都是表面的。只有改变教育拨款体制,将教育资源的配置交给广大公众,中国的教育才有希望。"市场经济体制和高等教育体制决定高等教育投入体制。

## 三、高等教育投入体制的发展

在计划经济时期,我国高等教育投入体制是单一的财政拨款,即"教育经费管理体制"。1992年春,邓小平同志提出要在我国建立社会主义市场经济体制;1992年10月12日,中共中央在第十四次全国代表大会上正式提出"要建立社会主义市场经济体制";1993年的《中国教育改革和发展纲要》指出:"改革和完善教育投入体制并逐步建立多种渠道筹措教育经费的体制。"1993年11月14日,十四届三中全会通过的

《中共中央关于建立社会主义市场经济体制若干问题的决定》第42条指出："切实落实《中国教育改革和发展纲要》，加快教育体制改革的步伐。确保教育投入，提高教学质量和办学效益。改变政府包揽办学的状况，形成政府办学为主与社会各界参与办学相结合的新体制。"这个新体制不是单一依靠财政拨款的旧体制，而是适应社会主义市场经济体制的多渠道筹集教育资金的新体制。

新的高等教育投入体制就是多渠道筹集教育经费的制度。它不仅规定了国家财政性教育经费占国民生产总值的比例，而且还规定了高等教育投入在整个教育投入中的比例；不仅规定了高等教育经费的"三个增长"，而且还规定高等教育经费要"预算列单"。同时，除财政部门作为高等学校财政拨款的主要渠道，对高等学校财政拨款负有责任外，原中央部委的高校下放到各省、市、自治区以后，中央部委仍应对其负起财政拨款的责任。

如经国务院批准下发的国家教委《关于深化高等教育体制改革的若干意见》就明确指出："在体制改革和转轨过程中，原主管部门不能削弱对学校的领导或减少对学校的投入，而应加强领导和增加投入，大力支持地方政府把学校办得更好。"此外，对高等教育附加税、高等教育收费、高等学校校办企业上缴、高等教育捐赠、高等教育基金、高等教育金融、高等教育引入民间资本等都有明确的规定。

### 四、高等教育投入体制的内容

多年来，对于高等教育投入体制的内容，理论界历来有不同意见，总体言之，有如下几个方面：

**1. 一渠道说**

即在计划经济体制下只有单一的财政拨款渠道，所以当时的教育投入体制又可称为教育拨款体制。

## 2. 三渠道说

闵维方等认为:"中国普通高等院校的经费渠道主要有三个,一是国家财政拨款,这是中国高教经费的主要来源,占高校总投入的 80% 以上。二是学校自己创收的收入。近年来,由于国家给予高等院校越来越多的自主权,高等院校可以通过同政府有关部门、基金会和工业部门签订科研合同、开展技术咨询、委托培养,以及各种各样的社会服务和校办产业获得一定的经济收入,用于改善办学条件和提高教职员工的福利待遇。三是通过贯彻实施成本分担和成本补偿政策而收取学杂费的收入。"

## 3. 六渠道说

即是《中国教育改革和发展纲要》中提到的"财、税、费、产、社、基"。"财"就是国家财政拨款,包括事业费、纵向科研费、基建拨款费等等;"税"是指用于教育的各种教育附加费;"费"指向学生收取的学杂费、书本费,包括学生住宿收取的部分费用;"产"是指校办产业收入;"社"指发动社会各界捐资助学和集资办学等;"基"指各类助学基金、教育基金,也包括一些个人捐助形成的基金。这个思路的形成将高等学校经费来源的多元化框架定了下来。

## 4. 九渠道说

杨周复、施建军等认为:"在这几年高校财务工作的实践中,基本上形成了以政府拨款为主,多渠道筹措教育经费的新机制。这些渠道可以概括为'财、税、费、产、社、基、科、贷、息'等九个方面。"

这种观点是在六渠道说的基础上又增加了"科"、"贷"、"息"三种新渠道。"科"指科研经费收入;"贷"指银行信贷资金;"息"指利息收入。多年来,对于"贷"、"息"是否也算作筹措教育经费的渠道众多学者意见不同。有的学者认为,从客观的角度来说,"财、税、费、产、社、基"的概念是把学校作为接受资金的主体而言的,而"贷款、利息"等概念则不是。贷款是金融手段,是资金调度方法,不是说学校不可以用,但不是稳定的筹措渠道。同样,利息收入风险很大,也极不稳定,很难成为学校长期稳定的资金筹措渠道。

## 第四节 高等教育投入机制

### 一、机制的概念

机制,《辞海》的解释为:"机制,原指机器的构造和动作原理,生物学和医学通过类比借用此词。生物学和医学在研究一种生物的功能(例如光合作用或肌肉收缩)时,常说分析它的机制,这就是说要了解它的内在工作方式,包括有关生物结构组成部分的相互关系,以及期间发生的各种变化过程的物理、化学性质和相互关系。阐明一种生物功能的机制,意味着对它的认识从现象的描述进到本质的说明。"《古今汉语实用词典》的解释为:"机制,机器的构造和工作原理,如计算机的机制。有机体的构造、功能及其相互关系,如动脉硬化的机制。"从上可以看出,《辞海》和《古今汉语实用词典》对"机制"的解释为"内在的功能及其相互关系"。

### 二、高等教育投入机制

高等教育投入机制是指在发展高等教育事业中,各投入主体在筹措高等教育经费过程中所采取的组织、管理和协调方式,即组织运行方式。

目前,世界高等教育的投融资机制大致可分为3种:一是美国模式。在高等教育中公立学校与私立学校并重,私立学校收费较高。这一模式在公平与发展速度之间取得了较好的平衡。二是欧洲模式。以公立学校为主,由政府提供大部分经费，对学生收取的学费很低，甚至免费。三是东亚模式。以日本、韩国为代表，政府主办少量高等学校，高等教育以私立学校为主，向学生收取高额学费。

目前，高等教育经费严重不足是制约我国高等教育发展的重要因素。要解决我国高等教育经费严重不足的现状，必须建立高等教育经费来源多渠道投入机制。与社会主义市场经济体制相适应的高等教育经费来源的多渠道投入机制，主要由投入主体、投入的动力机制和资金的吸纳机制等要素构成。高等教育经费来源多渠道投入机制具有投资主体多元化、投资总量增长迅速、资金使用的效益较高等特征。

高等教育经费来源多渠道投入机制中的投资主体是多元的，主要包括国家、部门、社会团体、企业、个人。多元的投入主体形成了高等教育经费来源多渠道。财政拨款是高等教育经费来源的主渠道，学生上学缴费、高校科研成果转让收入、校办产业收入、社会赞助、各种形式的成人教育收入等都是高等教育经费来源的辅助渠道。高等教育经费投入的动力机制是在一定的外部环境和内部条件的作用下，投入主体自身物质利益与高等教育投入活动的内在联系。高等教育投入的吸纳机制反映的是高等院校教学质量、人才优势、科学技术水平、专利产品等与投入主体投入行为的联系。

建立高等教育经费来源多渠道投入机制，不仅有利于高等教育经费的开源，而且有利于高等教育经费在使用上的节流。高等教育经费来源多渠道投入机制是一种效益型的投入机制，主要体现在以下方面：

第一，高等教育经费来源多渠道投入机制体现了国家把教育作为经济发展战略重点的战略思想。高等教育战略地位的确立、高等教育教学质量的提高将会对整个国民经济的发展产生强大的推动力。

第二，建立高等教育经费来源多渠道投入机制以后，高等院校与部门、企业的联合办学、联合开发新产品，高等院校向企业转让高质量的科技成果，使高等院校能发挥自己的人才和科技优势，直接服务于经济，促进社会经济的发展。

第三，大学生实行适当的缴费上学，一方面有利于学校培养的学生与社会经济发展的需要相一致，避免专业不对口、学非所用对高等教育投入造成的浪费；另一方面对学生会产生压力和动力，有利于大学生珍惜学习机会，从而进一步保证教学质量的提高。

第四，在经费来源多渠道投入机制条件下，由于学校直接参与了办学经费的筹集，更有利于学校对创收资金乃至全部教育投入使用时的精打细算，从而提高高等教育投入的使用效益。

## 第五节 中医药高等教育投入

### 一、中医药高等教育投入的概念

中医药高等教育是我国中医药教育体系的重要组成部分，在整个中医药教育体系中起主导作用。中医药高等教育为国家培养了一大批中医药高级专门人才，大力推进了中医药学术的进步，为中医药事业的发展作出了贡献。

中医药高等教育投入是投入到中医药高等教育领域中用于培养不同熟练程度的后备劳动力和各种专门人才以及提高人的劳动能力的人力和物力的货币总和。具体言之，是指培养高等中医药人才、提升中医药人才专业技能所花费的人力、物力以货币进行计算的总和。

### 二、中医药高等教育投入机制

中医药高等教育投入机制即为在发展中医药高等教育事业

中，各投入主体在筹措中医药高等教育经费过程中所采取的组织、管理和协调方式，即中医药高等教育投入组织运行方式。

中医药高等教育投入分为两个部分：一是国家财政性教育经费，即公共教育经费；二是非财政性教育经费，即非公共教育经费。国家财政性教育经费包括财政预算内教育经费，各级政府征收用于教育的税费，企业办学经费，校办产业、勤工俭学、社会服务收入中用于教育的经费。非财政性教育经费包括社会团体和公民个人办学经费、社会集资办学经费、事业收入及其他收入。

# 第二章 中医药高等教育的发展

中医药学是中国科学技术进步的瑰宝和历史文化的结晶，为中华民族的繁衍昌盛、人类的健康进步作出了巨大的贡献。50多年来，在党和政府一系列政策的指导下，在各级政府和有关部门的重视与支持下，经过广大中医药工作者的不懈努力，一直为中国和世界各国人民的卫生保健作出重要贡献。中医药高等教育是我国教育体系的一部分，在中医药事业中占有重要的地位，对中医药事业的发展产生了积极而深远的影响。

## 第一节 中医药高等教育的地位

中医药学是我国为世界科学技术发展作出重大贡献的学科之一，是建设具有中国特色社会主义医药卫生事业的重要组成部分。重视并加强中医药学科建设，将有利于中医药高等教育的发展。半个多世纪以来，中医药高等教育发展较快，逐步形成了院校教育与继续教育并存、办学形式多样、教育层次丰富的教育格局，为国家培养了一大批中医药高级专门人才，大力推进了中医药学术的进步，为中医药事业的发展作出了贡献。

### 一、党的政策推动了中医药高等教育的发展

1950年8月，卫生部召开第一届全国卫生工作会议，毛泽东同志题词："团结新老中西各部分医药卫生人员，组成巩固的统一战线，为开展伟大的人民卫生而奋斗。"根据毛泽东同志的指示，会议制定了"预防为主、面向工农兵、团结中

西医"的卫生工作三大方针。同年9月,周恩来同志在一届人大一次会议的《政府工作报告》中说:"我国有十万中医散布在农村和城市,各级卫生部门应当认真地团结、教育和使用他们,并且同他们合作,来把中国原有医药中有用的知识和经验加以整理和发扬。"我国中医药高等教育始于新中国成立初期的中医进修学校。1951年12月,卫生部颁发了《关于组织中医进修学校及进修班的通知》,此后,全国各地相继建立了17所中医进修学校,成为我国最早的中医药教育机构,也是现代中医药高等教育的雏形。现代中医药高等教育始于1956年,为适应社会主义经济建设和中医药事业发展的需要,我国在华东、西南、华南、华北4个大区率先建立起4所中医学院,从此,中医教育正式步入国家高等教育轨道。1958年10月,毛泽东同志在对卫生部首批西医离职学习中医班情况报告的指示中提出:"中国医药学是一个伟大的宝库,应当努力发掘,加以提高。"

中医药高等教育具有一个极其鲜明的特点:这就是以现代高等教育的形式,实现具有深厚东方文化属性的中医药人才培养目标。正是这个特点,造成了中医药高等教育自诞生之日起就伴随着争论和变革。改革开放初期,随着中国特色社会主义民主政治的建设,党的中医药政策得到贯彻执行,中医药管理体制进一步完善,法制建设逐步健全,中医药高等教育事业蓬勃发展。

1978年9月,党中央以〔1978〕56号文件转发了卫生部党组《关于认真贯彻党的中医政策,解决中医队伍后继乏人问题的报告》。

1980年,卫生部、教育部出台了《加强高等中医教育工作的意见》。为了贯彻落实这个文件的精神,卫生部于1982年在湖南衡阳召开了全国中医学院和高等中医教育工作会议。会议形成了《关于加强中医医院整顿和建设的意见》《全国中医医院工作条例（试行）》和《努力提高教育质量，切实办好中医学院》3个文件，并讨论了未来10年中医学院的布局、规模、专业设置、学制、师资、基地等问题。会议对进一步贯彻落实党的中医药方针政策，提高对发展中医药的认识，保持和发扬中医药特色，促进中医医疗机构建设，加强中医药人才培养，推动中医药事业的发展产生了积极的影响。

1982年12月4日，第五届全国人民代表大会第五次会议通过的《中华人民共和国宪法》第一章总纲第21条规定："国家发展医疗卫生事业，发展现代医药和我国传统医药。"这是我国最早在《宪法》中明确传统医药的法律地位，也为中医药高等教育的发展奠定了坚实的基础。

1985年6月，中央书记处在《关于卫生工作的决定》中指出："要把中医和西医摆在同等重要的地位。"1991年4月，全国人大七届四次会议通过的《国民经济和社会发展的十年规划和第八个五年计划纲要》，将"中西医并重"列为卫生工作的基本方针之一，并发出了"实现中医药现代化"的历史性号召。

为进一步发展中医药教育事业，1988年召开了全国中医教育工作会议，会议通过了《1988—2000年中医教育事业发展战略规划》，提出了建立以政府办学为主体、多种办学形式并存、规模适度、专业齐全、层次分明、结构合理、有特色的中医药教育体系的目标。为实现这一目标，根据国家教委重点建设一批高等学校和重点学科点的精神，1993—1996年，北京、上海、广州、成都、南京、黑龙江和山东等一批师资力量雄厚、设备优良的学院升格为中医药大学。2006年天津、湖南、辽宁、浙江、长春等一批学院又升格为中医药大学，至2013年湖北、广西、安徽、江西中医学院先后升格为中医药大学。2002年我国政府决定将中医药产业作为重大战略产业加以发展并扶持。《中药现代化发展纲要》的制定使中药现代化工作得以蓬勃展开，并取得了巨大的成绩，形成了多学科结合、产学研结合、海内外共同发展中医药事业的良好局面。党的政策全面推动了中医药事业的发展，主要表现为以下几个方面：

## （一）中医药立法工作全面开展

据世界卫生组织统计，目前世界上有54个国家制定了传统医学相关法案，92个国家颁布了草药相关法案，做到了对传统医药单独立法管理和保护本国传统医学的发展。同时，一些国家凭借其雄厚的经济实力和先进的技术手段，研究开发中医药。

新中国成立60多年来，中医药事业发展积累了丰富的经验，中医药在国家经济发展中的作用和价值日益凸显。尤其是近年来，党中央、国务院高度重视中医药，广大人民群众信赖中医药，中医药医疗、保健、教育、科研、产业、文化全面协调发展的格局初步形成。随着时代的发展，中医药事业逐步走向依法发展的轨道。1982年通过的《中华人民共和国宪法》为中医药立法活动的展开提供了最根本的法律依据。1992年，国务院颁布了《中药品种保护条例》，并于1993年1月1日起正式实施。1999年5月1日，《中华人民共和国职业医师法》施行，中医、民族医、中西医结合医师资格考试开始。经过长期的酝酿，《中华人民共和国中医药条例》于2003年4月2日经国务院第三次常务会议通过，并于当年10月1日起施行。2008年，第十一届全国人大常委会将《中（传统）医药法》列入立法规划的二类项目（指"研究起草、条件成熟时安排审议的法律草案"），标志着中医药立法纳入国家立法日程。目前全国中医药地方性法规已增加到26个，发布了国家标准27项，行业标准221项，成立了4个全国中医药标准化技术委员会，初步形成了中医药标准体系框架。国际标准化工作取得突破，国际标准化组织成立了中医药技术委员会（暂定名),并将秘书处设在我国,国际疾病分类与代码(ICD-11)首次将中医药等传统医学纳入其中。中医药立法工作的全面开展规范了中医药高等人才的培养,同时也为中医药高等教育事业的发展提供了法规依据。

(二) 中医药高等教育管理体制日趋完善

我国于20世纪50年代形成的高校管理体制是与高度集中的计划经济相适应的。随着时代的发展,我国高等教育管理体制的改革不断完善。中医药院校的管理体制多年来一直以多种形式共存。全国28所中医药院校,有的隶属中央部门,有的隶属地方政府;财政拨款有的是中央拨款,有的是地方政府、省、市、教委或卫生厅、局拨款。这是新中国成立以来直到80年代末的很长一段时间内,在我国高度计划经济体制下形成的一种国家集中计划、中央部门和地方政府分别直接管理的条块分割的办学体制。

1949年11月卫生部成立,在医政处下设中医科,1953年5月、1954年11月先后升格为中医处和中医司。从此,中医管理正式纳入国家行政管理体制,地位日益提高。1955年3月,商业部成立中国药材公司,并于当年7月更名为商业部所属的中国药材公司。1957年3月,中药材的经营管理由商业部转移到卫生部。同年6月,卫生部药政管理局下设中药管理处。1985年5月,《中共中央关于教育体制改革的决定》颁布(简称《决定》)。该《决定》与中共中央先前发布的关于经济体制改革和科技体制改革的两个决定具有理论上的逻辑联系和实践上的递进关系,是拉开我国高等教育管理体制改革序幕的一项重要政策。

1986年7月,国务院正式下达了《关于成立国家中医管理局的通知》,明确规定国家中医管理局为国务院直属机构,由卫生部代管。同年12月,国家中医管理局正式成立。1988年4月,国家中医管理局制定发布了《1988—2000年中医事业发展战略规划》。1988年，国家中医管理局更名为国家中医药管理局，实行中医中药统一管理，改变了过去中医中药多年互相分离的管理、中药的从属地位和中药工作与社会不相适应的状况。

1992年12月，国务院批准的《国家教委关于加快改革和积极发展普通高等教育的意见》指出："高等教育办学体制的改革是要理顺政府、社会和学校三者之间的关系，按照政事分开的原则，使高等学校真正成为自主办学的法人实体。"

1993年2月，中共中央、国务院颁布的《中国教育改革和发展纲要》强调："改革包得过多、统得过死的体制，进行高等教育体制改革，主要是解决政府与高等学校、中央与地方、国家教委与中央各业务部门之间的关系，逐步建立政府宏观管理、学校面向社会自主办学的体制。"1993年8月，国家教委发布了《关于国家教委直属高校内部管理体制改革的若干意见》和《关于国家教委直属高校深化改革，扩大办学自主权的若干意见》。

1994年7月，国务院发布《关于＜中国教育改革和发展纲要＞的实施意见》。

1995年5月，国家教委发布《关于深化高等教育体制改革的若干意见》。

2004年2月，教育部的《2003—2007年教育振兴行动计划》，以颁布的《行政许可法》为阐释角度，提出改革教育行政审批制度、清理教育行政许可项目、探索建立"现代学校制度"等问题。

2007年的《国家教育事业发展"十一五"规划纲要》，除了强调"两级管理、以省为主"的体制外，还提出了建立"现代大学制度"。

党的十四大后不久，中共中央国务院颁布了《中国教育改革和发展纲要》，国家教委召开了第四次全国高教工作会议，我国高等学校教育体制改革包括高等中医药教育体制改革迈出了很大步伐，作出了许多有益的尝试和探索。

（三）中医药高等教育体系基本形成

中医药高等教育是我国医药教育事业和整个高等教育事业的重要组成部分。早在1951年12月，卫生部就发布了《关于组织中医进修学校及进修班的规定》。1956年1月，卫生部召开全国卫生工作会议，决定"采取带徒弟等方式培养新中医50万名"。政府首先在北京、上海、广州、成都建立中医学院，将中医药教育纳入国民高等教育轨道，实现了历史性的突破。1958年1月，卫生部发出高等医学院校增设中医课程的通知，并发布了中医学院教学计划（试行）。同年10月，第一本中医教材《中医学概论》由人民卫生出版社出版。截至1960年，全国共有中医学院21所，设置有本科六年制中医医疗专业和四年制中药专业。1977年，我国恢复了高考制度，全国的高等中医药院校也纷纷在1977年恢复招生。1978年，党的十一届三中全会召开，确定了改革开放的发展方针。经过30多年的发展，中医药高等教育的办学条件不断改善，专业设置不断增加，办学规模不断扩大，中医药人才队伍不断壮大。改革开放后，中国中医研究院（后更名为中国中医科学院）、北京中医学院（后更名为北京中医药大学）举办的中医研究生班在北京开学。这是我国恢复研究生教育制度以来第一批入学的研究生。至2004年，全国共有高等中医药院校和民族医药院校32所，中等中医药学校61所，中等教育向职业教育转变；高等中医药院校和中等中医药学校已经成为中医药教育的主体。与此同时，中医药成人教育也有了较大发展，中医药教育形成了高等教育、职业教育和成人教育并举的办学格局。教育层次也不断完善，包括研究生、本科、大专和中专四个层次的中医药教育体系基本形成。

## （四）中医药高等教育法规不断完善

新中国成立以来，中医药高等教育不断加强法规建设，出台了许多有关政策和法规，在一定程度上促进了中医药高等教育规范化发展。与教学管理相关的法规性文件有《编写中医学院中医课程教学大纲和教材的意见》（1959年）、《关于中医学院教学计划的安排意见》（1961年）、《执行1962年修订的六年制中医专业教学计划》（1962年）、《高等医药专科学校医学、中医两个专业暂行教学计划》（1979年）、《关于整顿和发展高等医学院校临床教学基地问题的意见》（1980年）、《高等医学院校中医、中药、针灸专业教学计划》（1982年）、《全日制普通高等学校学生学籍管理办法》（1983年）、《高等中医药新版规划教材建设有关文件的通知》（1992年）、《全国临床医学专业学位（中医、中西医结合部分）临床能力考核指标体系（试行）》（1999年）、教育部《关于启动高等学校教学质量与教学改革工程精品课程建设工作的通知》（2003年）、《国家精品课程建设工作实施办法》（2003年）、教育部办公厅《关于进一步提高质量，全面实施大学英语教学改革的通知》（2006年）等。这些政策与法规性文件加强了对教学计划的管理，推动了中医药教育教学改革，保证了教学质量。

有关师资队伍建设与培养的法规性文件有《高等医学院校教学研究室工作条例（试行草案）》（1979年）、《高等医学院校基础学科助教培养考核试行办法》（1979年）、《高等医学院校附属医院住院医师培养考核试行办法》（1979年）、《高等医学院校讲师培养考核试行办法》（1980年）、国务院《关于高等学校教师职务名称及其确定提升办法的暂行规定》（1982年）、《高等学校教师职务试行条例》（1986年）、《教师资格条例实施办法》（2000年）、《关于首次认定教师资格工作若干问题的意见》（2001年）、教育部《关于进一步加强和改进师德建设的意见》（2005年）等。这些法规性文件和措施对师资队伍建设、职称晋升和教师资格认定等方面做了明确的规定，确保了中医院校师资队伍的质量。

有关学校办学、学科（专业）建设的法规性文件有《全国重点高等学校暂行工作条例》（1978年）、《关于加强高等医学院校电化教育工作的几点意见》（1981年）、《全国高等学校图书馆工作会议文件》（1981年）、《关于改进中医药院校招生录取办法的意见》（1982年）、《高等学校实验室工作暂行条例》（1983年）、《普通高等学校人员编制的试行办法》（1985年）、《普通高等学校设置暂行条例》（1986年）、《在高等中医药院校中进行评选局级重点学科工作的通知》（1992年）、《关于做好"211工程"部门预审工作的通知》（1996年）、《高等学校本科专业设置规定》（1999年）、教育部和卫生部《关于举办高等医学教育的若干意见》（2002年）等，这些政策规范了高等学校的教育教学管理。

在研究生教育方面，涉及研究生教育、学位课程教育、博士及博士后教育的法规性文件主要有《高等学校培养研究生工作暂行条例（修改草案）》（1978年）、《中华人民共和国学位条例》（1980年）、《关于招收攻读博士学位研究生的暂行规定》（1982年）、《关于培养临床医学硕士、博士学位研究生的试行办法》（1983年）、《培养医学博士（临床医学）研究生的试行办法》（1986年）、《博士后研究生人员管理工作暂行规定》（1986年）、《关于进行中医药研究生教育与学位授予质量评估工作的通知》（1992年）、《关于调整医学学位类型和设置医学专业学位的几点意见》（1997年）、国务院学位委员会《关于授予具有研究生毕业同等学力人员硕士、博士学位的规定》（1998年）、《中医基础理论等部分中医药专业研究生培养方案（试行）的通知》（1999年）等。在这些法规性文件的指导下，中医药研究生与学位教育更加规范，建立了中医药学位制度，研究生教育体系逐步形成，开创了中医药高层次人才培养的新途径，确保了中医药研究生教育的质量和水平，使高等中医药院校成为培养硕士生、博士生的主要阵地。

## 二、中医药高等教育的发展适应了社会、经济、文化的需要

### （一）经济建设推动了中医药高等教育的发展

新中国成立后，为了提高人们的健康水平，促进国民经济的快速发展，国家制定了卫生工作四大方针，确立了与经济模式相应的中央集中统一领导的卫生管理模式，规范了中医药高等教育人才培养方式。1998年年底，国家进行医疗卫生体制改革。党的十四大明确提出我国经济体制改革的目标是建立社会主义市场经济体制，十四届三中全会又作出了《关于建立社会主义市场经济体制若干问题的决定》，这标志着我国的经济体制改革已进入整体推进阶段，并将对我国的四个现代化建设进程产生极为重要的影响。高等中医药院校为适应社会主义市场经济体制，也开始转变完全依赖国家办学和完全由政府财政拨款办学的观念，而采取在教育经费上由国家财政拨款为主，学生交费，企业、社会集资为辅等多种渠道筹措资金的办学方法，并且逐步做到了尽力向市场要财源。

此外，国民经济的发展也为中医药高等教育的发展奠定了基础，提供了雄厚的物质保障。1998—2005年，中医事业经费从18.08亿元增长到41.42亿元。经济体制的改革为中医药高等教育事业的发展提供了强有力的资金支撑。

### （二）科技进步对中医药高等教育产生巨大影响

我国的科技发展战略制定始于20世纪50年代中期。20世纪下半叶兴起的以信息技术、生物技术、新材料技术、新能

源开发技术等为代表的新的科学技术革命对传统教育思想、观念、模式、方式产生了一定的影响，现代医学科学的发展和现代教育技术的进步为中医药高等教育开拓了新的领域。在中国科技发展史上，中医药学一直保持着自己的特色，即便是在19世纪前半叶沦为民间医学，仍能得到继承和发展。今天中医学能够在世界范围内成为受到政府重视的补充或替代医学，恰恰是因为其自身具备的独特的学术风格与临床疗效。科技与教育犹如航天飞机的双翼，缺一不可。

随着科技进步的不断加快，中医药教育面临着信息化、现代化、全球化的机遇和挑战；现代科学技术不仅为中医药高等教育的发展开辟了新天地、提供了现代化的设备和手段，而且对中医药高等教育的未来产生了积极影响。

**1. 科技进步对中医药高等教育发展方向产生影响**

在科技经济一体化的时代，人才已成为推动经济和社会发展的主导力量。因此，作为知识生产源和人才生产源的高等院校，已处在经济社会的中心。中医药高等教育是精英教育，是为社会培养中医药精英人才服务的。近年来，随着科学技术的进步，特别是新科技革命带动的信息化产业的迅速崛起，在要求中医药院校培养越来越多的中医药精英人才的同时，更要促进中医药高等教育从精英教育向大众化教育转化。

**2. 科技发展对中医药高等教育改革产生影响**

20世纪随着科学技术的发展中医药高等教育发生了重大变革。一是科学技术为中医药高等教育提供了现代化手段。二是随着科学技术的不断发展，中医药高等教育的内容不断丰富和更新。三是科学技术加快了中医药高等教育体制向多元化方向发展的步伐。四是现代科学技术带来了新的教学管理手段的革命。此外，由于电脑的普及和信息技术的发展，"一卡通"使学生在校园内畅行无阻，电脑排课、电脑选课、电脑测试、电脑登载大大提高了教学管理人员的工作效率。

### 3. 科技革命引发中医药教育全球化趋势

科技革命引发的教育全球化趋势必然会导致中医药高等教育的国际化趋势，特别是具有中国特色的中医药教育以其独特魅力走向世界。随着通信技术和信息技术的长足进步和日益普及，以开放化和网络化为基本特征的现代中医药高等远程教育呈现出令人鼓舞的前景。

### 4. 科技革命促使自然科学与社会科学相结合

随着科技与经济的不断发展，关注生命、关注健康愈来愈将成为全人类的关注焦点。未来的科学领域，生命科学仍将向最基本的、最复杂的微观和宏观两极发展，必将把微观与宏观整体联系起来，重大疾病基因将被发现，重大疑难病症治疗将得到历史性突破。未来中医药高等教育的发展将愈来愈使自然科学与社会科学相融合。

教育为科技发展提供人才上的支持，科技为教育提供先进的现代化手段。21世纪生命科学的迅猛发展和回归自然的潮流兴起，为中医药的发展提供了广阔的市场空间。统计数字显示：20世纪90年代以后，世界范围内天然药物的使用以每年15%的速度增长，我国中医药产业已显示出巨大的发展空间。为此，中医药高等教育应更加重视科学技术，特别是高新技术的作用，加快科技创新和体制创新，集中力量争取较早地在中医药关键技术领域取得突破，并进一步加快中医药科技成果的推广应用。应加强产学研结合，实现中医药科技成果向现实生产力的转化，充分利用中医药院校科技密集、知识密集、人才密集的优势，制定有关产业政策，加快产业结构调整，优化资源配置，促进中医药资源的开发和可持续利用。

## （三）中医药高等教育促进了中医药文化的发展

传统文化是中医学生存和发展的土壤，中医学是科学与文化的有机结合体。拥有中医和西医两大高等教育体系是我国医药教育事业和整个高等教育事业的重要特色。在我国，中医药教育与现代医学教育共同承担着培养医药人才、发展医药科技的任务,这也成为我国高等教育的一大优势所在。

中医药是中华民族文化继承与发展的重要载体,由于中医药的文化特点,中医药高等教育又有它自己的特殊性。20世纪80年代以来,基于民族复兴,弘扬中华民族优秀传统文化成为时代的主旋律。中医药高等教育作为传播中医药文化的主阵地和主渠道,更加重视加强中医药传统文化知识的传授。国务院2009年发布的《关于扶持和促进中医药事业发展的若干意见》指出:"中医药作为中华民族的瑰宝,蕴含着丰富的哲学思想和人文精神,是我国文化软实力的重要体现。"中医药高等教育承载着继承、弘扬和发展中医药文化,传承中华文化的历史重任。"加快发展中医药事业,继承和弘扬中医药文化是当代中华民族的战略选择"。做强中医药高等教育,在建设高等教育强国的实践中将发挥特殊的作用。正如出席世界中医药教育大会时任教育部副部长的章新胜所说:"中医药教育作为中华文化的窗口,代表中国的软实力,最具有民族性,也最具有世界性,因此大有可为。"

## 第二节 中医药高等教育的作用

中医药高等教育不仅是我国中医药事业的重要组成部分,也是整个教育事业和现代化建设的重要组成部分。它关系到我国卫生保健水平和综合国力的提升,关系到经济繁荣、社会进步和人民生活质量的提高,关系到我国优秀传统文化的传承。

### 一、人才培养是中医药高等教育发展的核心

教育的基本任务是培养人才,中医药高等教育也不例外。新中国成立初期,缺医少药的现象十分严重,需要大批的医药卫生人员。中医药教育从中医进修学校开始,以中等中医药教

育和短期培训的形式，经过多年的努力发展到现在的中医药高等教育，为社会培养了大批医药卫生从业人员。50多年来，各类中医药及非中医药院校培养的医疗、科研人才已经成为中医药服务体系的支柱。尤其是中医药院校，以培养教学、科研人才为己任，从无到有，取得了长足的发展，形成了高等教育、职业教育和继续教育并举的办学格局，成为我国医药教育体系的重要组成部分，为中医药事业的发展作出了贡献。

**1. 教育层次趋于完善**

在教育层次方面，1978年我国开始招收中医药研究生，1981年正式建立中医药硕士、博士学位制度，1985年国务院学位委员会成立中医专家小组，实现了与国家学位制度的接轨；20世纪90年代开始办七年制中医药教育和第二学士学位教育，建立了中医药博士后科研流动站，逐步形成了中专、大专、本科、研究生等多层次的教育结构。办学主体已从单一的中医药院校，发展为医药院校、综合性大学和其他院校共同办学。根据国家中医药管理局《全国中医药统计摘编》数据显示，截至2011年，全国有高等中医药院校46所，设置中医药专业的高等医药院校88所，设置中医药专业的高等非医药院校118所（表2-1）。

表2-1 2011年高等中医药院校及开设中医药专业的机构数（所）

| 项目 | 高等中医药院校 | 设置中医药专业的高等医药院校 | 设置中医药专业的高等非医药院校 |
| --- | --- | --- | --- |
| 总计 | 46 | 88 | 118 |
| 普通高等学校 | 46 | 88 | 118 |
| 其中：大学 | 14 | 17 | 69 |
| 学院 | 11 | 24 | 18 |
| 独立学院 | 9 | 5 | 5 |
| 高等专科学校 | 9 | 25 | 2 |
| 高等职业学校 | 1 | 17 | 24 |
| 分校、大专班 | 2 | 0 | 0 |

## 2. 人才培养模式多样化

人才培养模式多样化通过办学模式多样化得以体现。办学模式多样化主要表现为，除了高等中医药院校独立完成人才培养模式以外，为了适应培养复合型中医药人才的需要，高等中医药院校与其他院校还以联合办学的模式共同培养中医药人才。有与综合大学联合举办七年制中医专业的，如北京中医药大学与清华大学、南开大学；有与西医院校联合培养七年制中西医结合人才的，如广州中医药大学与第一军医大学；有与工科院校联合培养制药工程人才的，如安徽中医药大学与合肥工业大学；有与财经院校联合培养管理人才的，如成都中医药大学与西南财经大学等；有医药院校之间合作培养高层次人才的，如西藏藏医学院与北京中医药大学联合培养藏医学博士研究生等。通过与其他院校联合培养中医人才，鼓励非医学专业本科毕业生报考中医类研究生，促进了学科的交叉与融合，推动了中医药教育的可持续发展。

## 3. 师资队伍建设得到加强

师资队伍是进行人才培养的基本条件之一，中医药教育机构，特别是高等中医药院校，不仅为医疗机构输送了大量活跃于临床一线的专门人才，而且也为各级各类相关的科学研究机构、教育培训机构提供了人才保障。中医药院校教育起步初期，师资严重匮乏。从中医进修学校开始，中医药教育首先肩负的任务就是培养正规教育的师资队伍。没有教材就从研究古典医籍入手，自己编写教材。50多年来，中医药院校教育从最初通过对民间中医进行培训和提高、组织西医人员学习中医理论，到培养本科生、硕士生、博士生，教育教学体系不断完善，师资队伍建设得到了显著加强。2011年，我国高等中医药院校专任教师为2.3492万名。其中，3674人具有博士学位，8985人具有硕士学位，10259人具有学士学位（表2-2）。

表 2-2  2011 年全国高等中医药院校专任教师学历情况（单位：人）

| 项目 | 总计 | 博士毕业 | 硕士毕业 | 本科毕业 | 专科及以下 |
|---|---|---|---|---|---|
| 专任教师 | 23492 | 3674 | 8985 | 10259 | 574 |
| 其中：女 | 12039 | 1640 | 4923 | 5164 | 312 |
| 正高级 | 3740 | 963 | 900 | 1818 | 59 |
| 副高级 | 6809 | 1313 | 1743 | 3596 | 157 |
| 中级 | 8152 | 1300 | 3539 | 3105 | 208 |
| 初级 | 4047 | 56 | 2492 | 1428 | 71 |
| 未定职级 | 744 | 42 | 311 | 312 | 79 |

### 4. 科研机构学历层次不断提高

中医药教育培养的生产、管理、科研人才促进了中医药产业的长足发展。截至 2011 年，我国中医药研究机构的科技人员中具有博士学历的有 813 人，硕士学历的有 1841 人，本科学历的有 4024 人，博士占研究人员总数的 8.92%（表 2-3）。

表 2-3  2011 年科研机构中科技人员学历情况（单位：人）

| 项目 | 合计 | 博士毕业 | 硕士毕业 | 本科毕业 | 大专毕业 |
|---|---|---|---|---|---|
| 部属中医科研机构 | 1495 | 515 | 407 | 374 | 199 |
| 省属中医科研机构 | 6251 | 278 | 1292 | 2947 | 1734 |
| 地、市属中医科研机构 | 1368 | 20 | 142 | 703 | 503 |
| 全国 | 9114 | 813 | 1841 | 4024 | 2436 |

随着我国社会主义市场经济体制的建立，中医药教育特别是中医药高等教育已经成为我国社会、经济、文化体系的重要组成部分。为了满足生产企业对中医药人才的多样化需求，许多中医药院校在主体专业的基础上，拓展了经济、管理、信息技术等方面的专业或专业方向，培养了具有一定中医药专业知识，又适合从事企业相关工作的复合型人才。

## 二、成为中医药社会服务体系的重要组成部分

中医药高等教育为社会经济的发展、人们医疗水平的提升、社会服务体系的形成起到了促进作用。中医药高等教育的社会服务功能主要是通过人才培养和科学研究来实现的，另一方面也直接参与社会服务工作，成为中医药社会服务体系的重要组成部分。

**1. 中医药教育机构为社会提供医药咨询服务**

经过数千年的传承和发展，中医药教育已经成为我国医疗卫生保健的重要组成部分。中医药不仅用于治疗疾病，还在防病、养生保健等方面发挥着独到的作用。开展中医药方面的健康教育不仅成为中医药教育机构的社会功能之一，也是高等中医药院校发展的长远目标。全国各省、市、自治区的中医药教育机构通过各种形式对中医药健康教育工作予以支持。安徽省在《发展中医条例》中明确指出："要将中医基础知识作为中小学健康教育的内容。"这为该省中医药教育机构开展健康教育提供了政策保障。近年来，许多院校积极开展健康教育方面的课题研究，相继出版了健康教育方面的培训教材和普及读物，通过师生走进社区、开展"三下乡"活动、进行防病治病的宣传教育、提供免费的医药咨询服务等方式，在流行病和慢性病防治方面发挥了积极作用。南京中医药大学 1997 年启动"医桥工程"，面向社会设立医疗信息咨询热线电话和 120 信箱，建立了专家、医疗机构等信息资料库，并在每年假期组织专家和学生到贫困乡村巡回医疗、义诊。这种做法不仅受到人民群众的热烈欢迎，引起强烈的社会反响，而且在对学生进行素质教育的同时，也成为高等中医药院校履行社会服务职能的亮点。

**2. 临床教学基地建设影响着中医药高等教育的发展**

医学是理论与实践紧密结合的特殊学科，临床实践在医学

教育中占有相当比重。为此，中医药教育机构建立了一批教学与医疗实践相结合的临床教学基地。这些基地直接面向社会开展医疗服务。

卫生部于1982年召开的"衡阳会议"重点讨论了高等中医药教育教学问题。随后，相继在南京和上海召开会议。会议的一个重要内容就是强调加强教学医院建设。"七五"期间，国家重点投资扩建了7所中医药院校的附属医院，要求每所医院的床位达到500张以上，并具有专科特色。这些医院均在20世纪90年代前后建成。1992年11月15日，国家教委、卫生部、国家中医药管理局联合下发了《普通高等医学教育临床教学基地管理暂行规定》，要求医学院校的附属医院、教学医院和实习医院的床位数、专科设置、医疗人员组成结构、图书资料、硬件设施等方面都必须达到相应标准。2011年全国中医类医院、门诊部的数量比2010年增加了252个、床位数增加了58086张（表2-4）。

表2-4 2011年全国中医类医院、门诊部数量，床位增减情况

| 项目 | 机构数（个） | | | | 床位数（张） | | | |
| --- | --- | --- | --- | --- | --- | --- | --- | --- |
| | 2010 | 2011 | 增加 | （%） | 2010 | 2011 | 增加 | （%） |
| 总计 | 4169 | 4421 | 252 | 6.04 | 471885 | 529971 | 58086 | 12.31 |
| 中医类医院 | 3232 | 3308 | 76 | 2.35 | 471289 | 529349 | 58060 | 12.32 |
| 中医医院 | 2778 | 2831 | 53 | 1.91 | 424244 | 477078 | 52834 | 12.45 |
| 中西医结合医院 | 256 | 277 | 21 | 8.20 | 35234 | 38787 | 3553 | 10.08 |
| 民族医院 | 198 | 200 | 2 | 1.01 | 11811 | 13484 | 1673 | 14.16 |
| 中医类门诊部 | 937 | 1113 | 176 | 18.78 | 596 | 622 | 26 | 4.36 |
| 中医门诊部 | 734 | 848 | 114 | 15.53 | 407 | 427 | 20 | 4.91 |
| 中西医结合门诊部 | 192 | 253 | 61 | 31.77 | 185 | 191 | 6 | 3.24 |
| 民族医门诊部 | 11 | 12 | 1 | 9.09 | 4 | 4 | 0 | 0.00 |

这些临床教学基地一般在当地具有较高的医疗水平。卫生

部颁布的《综合医院分级管理标准（试行草案）》对各级综合医院提出了教学方面的要求。许多中医药院校的临床医学院就建在附属医院，临床医学院的教师同时也是医院的医疗人员，他们在开展教学工作的同时，也以精湛的医疗技术为社会直接提供高质量的医疗服务。2008年8月，为规范医学教育临床实践活动的管理，保护临床实践过程中患者、教师和学生的合法权益，保证医学教育教学质量，卫生部、教育部组织制定了《医学教育临床实践管理暂行规定》。

2010年10月20～21日，国家级实验教学示范中心联席会、教育部高等学校实验室建设指导委员会、实验教学指导委员会和高等教育学会实验室工作分会在北京召开"国家级实验教学示范中心建设成果展示交流会"和"第三届全国高校实验室工作论坛"，教育部高教司司长张大良在讲话中指出，高校实验室工作要注重"学思结合、知行统一"，加强实践教学环节，在实验室建设、生产实习等方面加强与行业、企业、科研院所的合作，探索合作育人的新模式，着力培养学生的学习能力、实践能力和创新能力。高校要把实验室工作作为推进教学改革、提高教育质量、培养创新人才的重要内容。加大投入，提高实验室建设水平，要统筹学校各类实验室资源，促进实验室开放共享，促进教学、科研结合，提高实验室使用效益和整体水平，为提高人才培养质量和创新人才成长创造良好的环境。

**3. 中医药教育机构积极创办校办产业**

中医药教育机构，尤其是高等院校因具有人才和科学研究方面的优势，在我国中医药产业发展中发挥了重要作用，不仅为企业输送了大量人才，提供了一批可供转化利用的科研成果，而且以开办企业的形式直接参与生产活动。

许多中医药院校拥有自己的校办企业，这些企业产生了良好的经济效益。随着中医药传统学科向经济、贸易、生物技术等领域的不断拓展和渗透,中医药院校走出了一条产学研相结合、科工贸一体化的新路子。

## 三、高等中医药院校成为科学研究的重要基地

中医药科学研究对中医药事业的发展起着至关重要的作用,它不仅促进了教学内容和方法的更新,也直接产生新知识、新技术、新工艺,推动了中医医疗和生产实践的革新。高等中医药院校中有相当一部分人承担了大量的科研课题,截至2011年,科学研究与技术开发机构的重点学科达到117个,与2009年相比增加了88个。目前,国家中医药管理局设置的17个重点研究室(实验室)中,有6个设在高等中医药院校。中医药院校已成为开展中医药科学研究的重要基地。1996年,高等中医药院校开始设立博士后流动站,这标志着中医药学科体系逐步完善,一批高水平的国家、省、市、院校级重点学科相继建立。它不仅促进了学术带头人和人才梯队的形成,涌现出一批高水平的科研和教学成果,也为中医药事业的进一步发展奠定了基础。中医药院校的科学研究工作对中医药事业的促进作用具体表现在以下几个方面:

**1. 继承传统中医药理论精髓,推动中医药基础理论研究**

中医药学是在继承的基础上发展起来的,因此,整理、归纳和总结历史上中医药理论精华成为中医药科学研究的重要内容。老一辈中医药学者通过对古典医籍的总结、梳理和加工形成了第一批中医药学教材。其坚持以中医理论为指导,深刻理解博大精深的中医理论,从整体联系的角度、功能的角度、运动变化的角度来把握人的健康与疾病的规律,构筑了现代中医药学的基本框架。

国家中医药管理局高度重视古籍的整理工作,以局级研究课题的形式支持古籍的校注和研究工作,在校注出版大批古籍精品的同时,编撰了《中医大辞典》、《中医医学百科全书》、

《中华本草》、《中医方剂大辞典》等一批中医药工具书，培养了一大批具有真才实学、相对稳定的学术群体，建设了若干个从事中医药文献整理和研究的学术基地，逐步形成了各自的学术方向和学术特色，为中医药基础理论研究奠定了坚实基础。

中医学术界对中医的本质进行了几十年的研究，获得了许多理论知识和实验数据，从中医角度分析得出早临床、多临床、反复临床，这是中医药传承的关键。

**2. 吸收现代科学技术，促进中医药科学研究的进步**

中医药学的发展是以科学继承为基础的。它不断吸收现代科学的研究成果丰富和充实自身。高等院校是新知识、新思想产生和传播的基地，中医药高等院校也不例外。中医药科研是以继承和发展中医药学为目的，在中医理论指导下，引进和吸收多学科的最新技术和方法，探索其规律，揭示其本质，使其既保持丰富的中医药内涵，又成为更加系统化、条理化、规范化、科学化的先进的医学科学体系。现代科学技术的发展丰富了中医药科学研究的方法和手段，为中医药的研究提供了新的思路。现代科学技术中理性与非理性因素的交融、实证与伪证的归纳、分析与综合的结合、因子分析法、模糊数学理论、分析化学技术、病理学、药理学研究等方法在中医药研究领域的应用，促进了中医药教育的改革。信息技术的引入不仅为中医药研究的数据处理提供了更加便捷、高效的手段，而且为中医药研究提供了新的思路和方法。

## 四、推动中医药继续教育的发展

中医药继续教育是一种特殊形式的教育，主要是对专业技术人员的知识和技能进行更新、补充、拓展和提高，以进一步完善其知识结构，提高其创造力和专业技术水平。知识经济时代，中医药继续教育又是人才资源开发的主要途径和基本手段，着重点是开发人才的潜在能力，提高队伍的整体素质，是专业技术队伍建设的重要内容。

继续教育对提高全民族素质、促进经济和社会发展具有重要的作用。改革开放30多年来,我国的继续教育事业取得了长足的发展。继续教育由教育部统一管理,其中,职业教育与成人教育司、高等教育司、基础教育司等负责有关事务。省、自治区、直辖市以及地(市)、县、乡(镇)都在教育部门中设有继续教育管理机构,并配备专职管理人员。非政府部门的合作机构有全国总工会、全国妇联和共青团中央,它们分别负有保障并促进职工、妇女、青年参加继续教育学习的责任。中国科协担负着科技知识和应用技术推广方面的教育与培训任务。

随着时代的发展,社会对继续教育的期望值越来越高,继续教育成了未来世界的希望所在之一。国家把继续教育视为政治统一、政局稳定乃至增加综合国力的重要因素。

### 五、促进中医药文化的传播与交流

随着人类回归自然理念的进一步增强和医学模式的转变,中医药在国际上越来越受到关注和重视,来华留学生数量不断增加,中医药教育已涉及130多个国家和地区。

在澳大利亚、泰国、新加坡等国和我国的港、澳、台地区,中医药已纳入正规的医学教育体系。中医药对外教育的发展,推动了中医药的国际交流与合作。截至2004年12月,我国已与51个国家签署了含有中医药条款的卫生合作协议,并签订了17个专门的中医药合作协议。这不仅推动了政府在中医药教育、科研、医疗、管理等方面的合作,促进了中医药的对外贸易,也促进了中医药传统文化在世界范围的传播与交流。

(一)世界需要中医药

中医药对外教育加深了世界各国对中国传统文化的了解,

我国从 20 世纪 50 年代开始接受中医药留学生，改革开放以后，中医药留学生教育一直持续、稳定地发展。1984 年，我国确立了中医药留学生学位制度，为中医药留学生的研究生教育奠定了基础。近年来，中医药留学生教育在学历教育和非学历教育两个方面稳步发展。学历教育包括博士、硕士和本科 3 个层次，非学历教育包含高级进修生、普通进修生和短期进修生 3 种类型。2006 年科技部会同卫生部、国家中医药管理局发布的《中医药国际科技合作规划纲要（2006—2020 年）》指出："来华学习中医药的留学生人数一直居我国自然科学领域首位"。2011 年，全国中医药院校留学生在校人数为 5631 名，当年招生 1857 名，毕业 2136 名（表 2 - 5）。留学生主要来自亚洲、大洋洲、欧洲和北美洲（表 2 - 6）。这些学生归国后逐步成为当地中医药医疗、教学和科研的骨干，中医药的国际影响逐渐扩大。

表 2 - 5　2011 年全国高等中医药院校留学生基本情况（一）（人）

| 项目 | 毕（结）业生数 | 授予学位数 | 招生数 | 在校学生数 |
| --- | --- | --- | --- | --- |
| 总计 | 2136 | 928 | 1857 | 5631 |
| 其中：女 | 861 | 460 | 791 | 2207 |
| 分层次统计 | | | | |
| 博士 | 70 | 69 | 135 | 367 |
| 硕士 | 196 | 181 | 267 | 707 |
| 本科 | 768 | 678 | 602 | 4024 |
| 专科 | 6 | — | 1 | 11 |
| 培训 | 1096 | — | 852 | 522 |

表 2-6  2011 年全国高等中医药院校留学生基本情况（二）（人）

| 项目 | 毕（结）业生数 | 授予学位数 | 招生数 | 在校学生数 |
|---|---|---|---|---|
| 分大洲统计 | | | | |
| 亚　洲 | 1648 | 790 | 1279 | 4861 |
| 非　洲 | 8 | 5 | 52 | 108 |
| 欧　洲 | 153 | 38 | 195 | 239 |
| 北美洲 | 186 | 63 | 211 | 257 |
| 南美洲 | 106 | 6 | 87 | 71 |
| 澳　洲 | 35 | 26 | 33 | 95 |
| 分资助类型统计 | | | | |
| 国际组织资助 | 0 | 0 | 2 | 2 |
| 中国政府资助 | 51 | 52 | 139 | 376 |
| 本国政府资助 | 13 | 13 | 0 | 10 |
| 学校间交换 | 0 | 0 | 0 | 4 |
| 自费 | 2072 | 863 | 1716 | 5239 |

世界中医药学会联合会是经国务院批准、民政部登记注册、总部设在北京的国际性学术组织，已有56个国家和地区的186个团体会员，2006年世界中医药学会联合会成立了教育指导委员会。2008年11月，由世界中医药学会联合会主办、教育指导委员会和天津中医药大学承办的首届世界中医药教育大会在天津中医药大学举行。会议主题为"中医药教育标准化，中医药国际化"，500多名参会专家中有来自美、日、俄、德、法、澳、意、尼日利亚、喀麦隆等43个国家和地区的300余名境外专家，可以看出世界各国对中医药的认识、认同以及对中医药教育的需求在扩大。会议通过的《首届世界中医药教育大会宣言》指出："目前世界上许多国家和地区开展了中医药学教育，但受当地文化背景、法律体系、教育制度、办学条件等因素的影响，发展不平衡。"会议审议通过并

正式颁布了由"世中联"教育指导委员会起草的《世界中医学本科教育基本要求（草案）》，这意味着世界中医学本科教育有标准可依。

## （二）中医药对外合作办学走在前列

近年来，高等中医药院校与国外许多国家和地区的院校开展合作，成立境外中医药学院，或在大学开设中医或针灸专业，共同培养中医药（针灸）人才。1994年初英国亚美迪医药基金会与北京中医药大学联合成立了伦敦中医学院，在英国开设以英国在职西医为学员的中医课程，此课程得到英国医学继续教育局的批准和认可。1997年，北京中医药大学与英国伦敦密德萨斯大学签订协议，合作在该校开办5年制中医专业。在英国正式开办中医本科学历教育并获得英国教育部门正式批准，这是欧美国家的高等院校第一次向中医药学领域开放。

1997年，澳大利亚墨尔本皇家理工大学与南京中医药大学合作开设了中医学系，成为西方国家正式设立中医学系的第一所大学。到2005年，北京中医药大学正在运行的境外办学项目已达12个，分布在英国、瑞士、意大利、日本、新加坡、西班牙、巴西、韩国等国家。上海中医药大学目前与新加坡、美国、澳大利亚等国家的十多所高校建立合作办学关系，达成合作办学项目20多个。澳大利亚皇家墨尔本理工大学是南京中医药大学与之签订联合办学协议的第一家西方公立综合性大学，该校本科毕业生来南京中医药大学临床实习至2007年已持续了11年。2008年，南京中医药大学相继与挪威针灸学院、爱尔兰中医学院、英国东伦敦大学等三所经所在国家政府批准的具有中医（针灸）学士学位授予权学校达成合作。

在中外合作办学中，中医药高等教育创造了许多第一：2003年在日本建立的天津中医药大学中药学院日本院是经我国教育部、日本文部省批准的第一所境外中药学分院。2008

年 2 月正式成立，由黑龙江中医药大学、哈尔滨师范大学和伦敦南岸大学共同创建的英国伦敦中医孔子学院是世界首家中医孔子学院，连续 3 年被教育部和国家汉办授予"先进孔子学院"称号。2008 年 3 月在里斯本揭牌的成都中医药大学葡萄牙宝德分校是经教育部批准中国高校在海外的第一所分校。2008 年 4 月在日本成立，由天津中医药大学承办的"神户东洋医疗学院孔子课堂"是国内中医药院校独立在海外设立的第一所孔子课堂。这些国际合作办学项目的开展，推动了中医药在世界各国的合法化进程。

（三）中医药高等教育全球化趋势

高等中医药院校积极参与我国政府与世界卫生组织（WHO）在传统医药方面的合作，并取得了良好的成效。WHO 在亚洲设立的 15 个"世界卫生组织传统医学合作中心"中有 13 个与中医药有关，7 个设在中国。2002 年，制定的《2002—2005 传统医学战略》采纳了我国政府提出的建议。2003 年，WHO 在《全球传统医学发展战略》中明确指出：针灸、中药等传统医药正在全球获得广泛重视，在人类保健中发挥着日益重要的作用。1996 年，美国 FDA 批准针灸作为合法的治疗方案。此后，针灸在许多国家的医疗体系中获得认可。1999 年，第一个中药复方经美国 FDA 批准进入临床试验。2000 年，澳大利亚维多利亚省通过了《中医药法》，以立法形式确认了中医药在该国医疗保健中的地位。2000—2002 年中药先后在古巴、阿联酋和俄罗斯获准以治疗药品形式注册。

## 第三节　中医药高等教育面临的问题

目前，我国的大学分为研究型、研究教学型、教学研究型和教学型几种类型。每一所院校都有自己的定位，类型不一，其办学定位不同，办学特色和发展目标也不同。中医药院校的类型大致分为研究教学型、教学研究型和教学型，研究型很少。由于各个院校的发展方向不同，对学校类型和办学理念的认识存在差异，故中医药院校应定为何种类型的大学，未来发展是单科型、复合型，还是多科型成为近些年中医药教育者思考和讨论的热点问题。

**1. 对课程、知识结构和人才培养质量标准认识不一**

现行的中医药课程、知识结构和人才培养质量一直是争论的焦点。现行的中医药课程结构模式是参照20世纪50年代前苏联的教育"蓝本"而形成的，其特点是强调专业性和系统性，在特定的历史条件下该模式为我国中医药人才的培养发挥了重要的作用。

随着社会的发展，许多不适应中医药人才培养的问题日渐凸现。一是中医基础理论内容重复，学科界限不够清晰，更新缓慢；二是课程体系过于庞杂，不符合学习认知规律；三是课程设置不尽合理，必修课过多，选修课过少，不能充分涵盖人文、社会学科和新兴学科的内容，学生人文底蕴薄弱，知识结构单一，学术视野局限；四是课程之间彼此缺乏有机联系，尤其是基础与临床专业间缺乏相互联系和渗透。

目前，西医院校和非医药院校的中医药教育发展较快。西医院校在1999—2004年的5年里，招收中医药专业本科生的数量就由2633人增加到9929人，增长了4倍。西医院校中医药专业的研究生、本科、专科的在校生人数为4.0144万人，中专生为11.5475万人，全国非医药院校、研究院所中医药专业的研究生、本科、专科在校生人数为2.3685万人，中专在校生人数为3.087万人。其在快速发展的过程中人才培养质量问题值得深思。

**2. 办学条件不足，发展不平衡**

高等中医药院校的办学条件虽然得到了明显改善，但从总体上看仍然比较落后。对多数中医药院校而言，教学设施紧张，实习、实验场所不足，不能满足实际教学需要。同时，教师队伍总量不足，专任教师数量过少，使得现有教师必须承担更多的教学任务，教学任务大大超过了许多教师的承受能力，造成教师疲于授课，难以有时间顾及自身业务水平的提高和教学、科研能力的增强。教师队伍整体水平与素质不能完全适应中医药高等教育的快速发展。另外，内涵建设跟不上规模的发展，导致教学质量难以保证，学生就业困难。特别是经济欠发达地区，中医药高等教育外延和内涵发展不平衡表现尤为突出。

### 3. 结构不尽合理

中医药高等教育在结构方面存在的主要问题：一是学科建设与专业设置不相适应，传统学科的专业设置与社会需求不相适应，尚未建立起根据社会需求适时调整专业设置和专业口径的机制；二是教育层次构成虽然已形成体系，但低层次教育仍然偏大，还没构成中医药精英教育体系；本科教育、研究生教育、中医药继续教育的连续统一体有待于进一步完善；各科类的教育发展不够平衡，民族医学教育还比较薄弱。

### 4. 中医药教育滞后于中医药学术的发展

课程结构和教学内容未能随着中医药科技进步和需求变化而进行相应改革，缺少高层次、重大科研项目、成果、奖项，缺少发明专利等，人均科研经费、论文和学术专著数量也明显不足；优势学科和特色学科尚未成熟，交叉学科的建设尚在萌芽阶段，科研团队的潜力尚需进一步挖掘。

培养具有创新意识和创新能力的中医药人才，是推动中医药事业不断发展的重要任务。为此，中医药高等教育只有转变观念，树立创新教育、素质教育、开放教育和个性教育的教育观，让学生参与到教学过程中，才能提高学生自主学习的意识，使学生由被动学习转为主动学习。

# 第三章　中医药高等教育成本概述

## 第一节　高校教育成本相关概念

### 一、成本的概念

在社会经济活动中,我们会涉及各种商品、服务、活动和产出的成本问题,但成本并不是一个简单的概念。"成本"首先是经济学中的一个范畴,是反映经济活动的一个概念。古典经济学中,成本主要是指实际消耗的生产要素的价格。马克思在《资本论》第三卷中指出:"成本,即补偿所消耗的生产资料价格和所使用的劳动力价格的部分（C+V）,只是补偿商品使资本家自身耗费的东西,所以对资本家来说,这就是商品的成本价格。"可以说马克思所指的"成本"是对其本源最为深刻的揭露,它抹杀了不变资本和可变资本的区别,从而掩盖了剩余价值的真正来源。

美国会计程序委员会（CAP）在1957年的"会计术语公告"中认为,"成本"包括"所支出的现金、所转让的其他财产、所发行的股票、所履行的服务或所蒙受的负债"。

马歇尔在其《经济学原理》（1965年）一书中使用了实际成本和货币成本的概念:"直接和间接用于生产商品的各种不同劳作和节欲或储蓄商品生产中所需要的等待;所有这些劳作和牺牲加在一起就叫做商品生产的实际成本,对这些劳作和牺牲所必须付出的货币额叫做商品生产的货币成本,或简称叫做商品的生产费用"。可见，这里的"货币成本"基本上是生产商品所耗费生产要素的价格，而且其"实际成本"中的"节欲"、"等待"已经包含了一些机会成本的思想。

美国1977年出版的《会计原理》认为："成本就是为了取得某一财产或某种服务而支付的现金或其他同等的支出。"

现代经济学中，成本是指经济资源确定使用用途后所牺牲的其他用途的价值，即机会成本。萨缪尔森（1979年）认为，正常的、刚好补偿的"完全竞争条件下的最低成本"不但包括厂商所耗费的外购生产要素的价格，而且还包括厂商本身所拥有的生产要素的价格，亦即"内在成本"，如企业所有者自己劳动的报酬、自己土地的地租、自由资本的利息等。他还认为："某些最重要的成本来源于做这一件事而不做另一件事这一事实，来源于为做这一件事而牺牲的机会。""因此，完全竞争条件下的成本必然涉及机会成本。后者是一个重要的概念，它所涉及的范围远大于内在成本的概念。"显然，萨缪尔森所指的完全竞争条件下的成本比会计人员通常所指的成本包括的项目要多，二者如都能用货币计量的话，前者在金额上应当大于后者。

美国会计学会（AAA）认为，成本就是为了达到某种目的而发生经济上的价值牺牲，该价值牺牲必须以货币单位计量。美国财务会计准则委员会（FASB，1990年）在其财务会计概念公告《企业财务报告的目标》中把成本定义为："'成本'是经济活动中付出的牺牲，即为了消费、储蓄、交换、生产等等所放弃的。"很明显，这些成本概念都受到了现代经济学中机会成本的很大影响。

成本并不总是很清楚，也并不总是可以用我们熟悉的"货币"单位来计量。在我国会计操作中，一般所说的成本就是指与收入相配合的产品成本，某一期间的费用将构成本期完工产品成本的主体部分。虽然这里讲的是纯粹营利性企业的会计学意义上的成本概念和内涵，但对教育事业单位成本的认识和厘清有重要的启示。

## 二、教育成本的概念

20世纪50年代，教育经济学产生，作为教育经济学的重要内容之一的教育成本成为人们研究的重点。教育成本概念出现于上世纪50年代。最早研究教育成本的学者是英国的教育经济学家约翰·维泽（John Vaizy）。1958年约翰·维泽出版了著名的《教育成本》（The Cost of Education）一书。在这本以教育成本命名的书中，维泽并没有明确给出教育成本的定义，而是简单地把教育经费看作教育成本，并以20世纪初到50年代半个世纪当中英国教育经费的变化情况作为计量分析的对象，但这毕竟是最早研究教育成本的一本专著。1962年，他又在其《教育经济学》（The Economics of Education）一书中进一步扩展了教育成本的内涵，指出不仅要计量教育的直接成本，而且要计量教育的间接成本。

1963年，美国现代著名经济学家、人力资本理论的奠基者和创始人西奥多·舒尔茨（Theodore W. Schultz）出版了《教育的经济价值》（The Economic Value of Education）一书。他认为，教育投资是一种人力资本投资，学校可以视作专门"生产"学历的厂家，教育机构（包括各种学校在内）可以视为一种工业部门。因而与厂家或工业部门一样，学校或教育机构也要重视教育费用问题，费用问题是教育经济学研究的基本问题。同时，他还提出了"教育全部要素成本"的概念。教育的全部要素成本由两部分组成，一是学校提供教育服务的成本，包括教师、行政管理人员、教学辅助人员的支出，维持学校正常运转所需要的开支，以及学校房屋、土地等的折旧，但不包括与教育服务无关的学生食堂、住宿，以及具有"转移支付"性质的奖学金、补贴等成本；二是学生上学的机会成本，可以用学生因上学而放弃的收入来衡量。尽管舒尔茨在该书中也未明确给出教育成本的概念，但是他明确指出教育成本与教育经费是两个不同的概念，教育经费是一个统计概念，既包含了一些不属于教育成本的项目，同时又缺少了一些重要的教育成本项目。相对于约翰·维泽而言，舒尔茨对教育成本的认识无疑更深入了一步，他的这些论述成为此后几十年教育成本研究的理论基础。

科恩（Elchanan Cohn）在他的《教育经济学》（1979年）一书中也对教育成本进行了论述。同样，他也没有直接定义出教育成本的概念，而是通过列举的方式把他认为属于教育成本的内容表述出来。他认为教育成本可分为两大类：直接成本和间接成本。直接成本主要是学校提供教育服务的成本，但也有一部分是学生因上学而发生的支出。间接成本主要有学生上学放弃的收入，学校享受的税款减免，用于教育的建筑物、土地等资产损失的收入（利息或租金）。

盖浙生在其《教育经济学》（1982年）中指出：教育活动是一种教育服务，教育成本分为教育生产者（即教育机构）的成本和教育消费者（即学生）的成本。他把教育生产者的成本看作直接成本，把教育消费者的成本看作间接成本，亦即机会成本。

曾满超（Mun C. Tsang，1988年）认为，从经济分析的角度，教育成本最合适的定义应该是它的机会成本，可以通过在其他最佳使用状态下的价值来衡量。

阎达五、王耕在《教育成本研究》（1989年）中指出，教育成本是指教育过程中所消耗的物化劳动和活劳动的价值总和，从理论上说是指培养每名学生所耗费的全部费用。它包括：有形成本，也叫直接成本，即在教育过程中培养学生、可以用货币计量和表现的劳动耗费；另一部分是无形成本，即间接成本和机会成本，指学生由于上学而未就业所放弃的收入。

王善迈在《教育投入与产出研究》（1996年）中指出，教育成本是用于培养学生所消耗的教育资源的价值。或者说是以货币形态表现的，培养学生由社会和受教育者个人或家庭直接或间接支付的全部费用。这一概念规定了只有用于培养学生所耗费的资源才能构成教育成本。投入教育的各种资源，如果不是用于培养学生，而是用于其他目的，则不能构成教育成本。

袁连生在《教育成本计量探讨》（2000年）一书中指出，教育成本的概念体系由两个层次组成：第一个层次是对实际发生或支付的教育资源耗费进行计量、分类而形成的成本概念，主要包括教育财务成本、教育直接成本和教育间接成本、教育总成本和教育单位成本、教育社会成本和教育个人成本、教育经常性成本和教育资本性成本等；第二个层次是根据教育决策和教育成本分析的需要对教育资源的耗费进行计量、分类而形成的成本概念，主要包括教育机会成本、教育变动成本和教育固定成本、教育标准成本和教育责任成本，以及教育边际成本等。

从以上各学者对教育成本概念的论述可以看出，教育经济学界对教育成本虽然没有一个统一规范的表述，但经过近半个世纪的研究、发展，对于教育成本的本质内涵已经形成了基本相同的认识，即教育成本的本质是为使受教育者接受教育服务而耗费的资源的价值。它既包括教育机构提供教育服务所耗费的资源的价值，也包括教育的消费者——学生为接受教育服务而耗费的资源的价值；它既包括以货币支出的教育资源价值，即教育的实支成本，也包括因资源用于教育而造成的价值损失，即教育的机会成本。

成本是管理的工具，核算教育成本是为进行教育成本控制、度量和分析教育投入与收益的关系服务的，从而为国家和学校制定教育发展规划、进行管理决策提供重要依据。因此，在理解、使用教育成本概念的时候，要根据具体研究的问题，本着完整、相关的原则，确定具体的教育成本概念。

## 三、高等教育成本的概念和特点

### （一）高等教育成本的定义

高等教育成本是教育成本的组成部分，是教育成本的下位概念，是指培养受高等教育者所耗费的教育费用，包括社会和受教育者个人或家庭直接或间接支付的全部费用。它有广义和狭义之分。

从广义来讲，高等教育成本是指高等学校开展教育活动消耗的所有资源的价值。美国高等教育经济专家 D. B. 约翰·斯通将高等教育成本分为三大类：

一是教学成本，指高等学校完成其教学和基础研究或学术任务的支付，包括教职工工资，行政管理费，图书、设备、基本学术研究等开支，即高校成本。从成本补偿的角度看，这项成本主要包括由学杂费补偿的部分、由公共教育经费补偿的部分和由大学其他收入补偿的部分。

二是学生生活成本，包含学生的餐费、住宿费、日常生活等项开支，即个人成本。这项成本并不严格地与高等教育相联系，但对于学生及其家庭来说，这项成本与学费或书费一样，由支付教学成本的学生、家长、纳税人或高等学校来支付。

三是学校公共资源用于教育而损失的收益，以及接受教育者由于将时间用于求学而放弃就业所损失的就业收入，即机会成本。教育机会成本具有社会性和个人性的双重特征，对社会而言，是教育占用了公共资源和劳动力而失去了给社会带来的收入，即社会性机会成本；对学生个人而言，是学生因在学校学习而放弃个人的就业收入，即个人性机会成本。教育的个人性机会成本是教育总成本的组成部分，但对高等学校来说，这部分成本不需要支付，所以可不必深究，而只有从社会的角度考核高等教育成本时才有一定的理论意义。

狭义的高等教育成本是指高校用于培养学生所耗费的可以

用货币计量的教育资源的价值，属于财务范畴的以货币实际支付的成本，而不包括社会和个人投资于高等教育丧失的机会成本。狭义的高等教育成本主要由以下几个部分组成：

（1）业务经费支出　高校为了完成教学业务，往往需要重复购买一些消耗性的材料物资，这部分费用主要包括资料讲义费、教材编审费、业务资料印刷、实习费、毕业设计费、招生费、体育用品购置费、教学实验用的低值易耗品购置费、军训费等经常性支出。

（2）人员支出　为传授知识消耗的活劳动报酬，包括在职教职工的基本工资、各类津贴、奖金、职工福利费、社会保障费支出等。

（3）公用经费支出　公用经费支出是高校用于日常教学和管理方面的支出，包括办公费、差旅费、水电费、取暖费、通讯费、交通费、会议费、培训费等经常性费用。

（4）固定资产折旧及修缮支出　如教学用房、教学仪器设备、图书资料等的耗费。

（5）对个人和家庭的补助支出　高校教职工除了直接的工资性收入外，还享受一些隐性的工资性福利，如高校用于教职工的住房支出，以及取暖、物业和房屋修缮等方面学校给予的补贴性支出。

（6）其他支出　除上述规定范围以外的其他与培养学生有关的耗费，如与教学有关的科研支出等。

本书的研究对象为中医药高等教育成本，属于狭义的高等教育成本，是以高等学校作为成本的计量主体，将研究范围定义为高校提供高等教育服务的实际支付成本。

（二）高等教育成本的分类

为了便于高等教育成本的分析，可以将高等教育成本按照不同的标准进行分类：

**1. 按成本负担主体分**

可以分为社会成本和私人成本。高等教育的社会成本可以概括为：①学生个人就读期间的机会成本；②学生的学习、生活费用，包括学杂费及生活费用；③政府及社会提供的教育经费。

**2. 按成本支付者分**

可以分为学校成本和个人成本。

**3. 按成本是否以货币形式支付分**

可以分为直接成本和间接成本。

**4. 按成本表现形态分**

可分为货币成本和非货币成本。

**5. 按成本计量分**

可分为社会平均成本和个别成本。

**6. 按成本内涵分**

可分为综合成本和单项成本。

**7. 按成本发生时间分**

可分为学年成本和学制期成本。

**8. 按成本的内容分**

可分为人员经费成本，公用经费成本，固定资产投资形成的固定资产的折旧费和大修理费，社会用于办教育的人力、物力可能放弃的收入。

（三）高等教育成本的特点

教育活动是一种特殊产品的生产过程和资源耗费过程，教育生产出来的"商品"始终凝结着无差别的物化劳动和活劳动。从某种意义上讲，高等教育部门也是一种生产部门，高等教育是有目的、有计划、有组织、有耗费、有产出的社会经济活动。因此，高等教育部门和一般的物质资料生产部门在某些方面具有共性，比如在成本的分类与核算上有相似之处。但是高等教育部门与物质资料生产部门的经济活动又有着质的区别。高等教育自身的特点决定了高等教育成本较一般意义上的成本概念有其独特之处。

**1. 教育成本的对象是教育服务**

在教育领域里，高等教育活动生产和提供的产品是高等教育服务，其成本载体或对象就是高等教育生产的产品，即教育服务。而物质生产领域生产的是产品，它的成本的载体和对象是物质产品。有一种观点将学生和毕业生看作是高等教育的产品，但也有人持不同看法。他们认为，学生和毕业生无论作为一个生命体还是作为一个知识载体都不仅仅是高等院校的产品，而是家庭、学校、社会的共同产品。将它们当成高等教育产品，从某种程度上来说是夸大了高等教育的作用和责任。从学校的宗旨和功能看，它是一个向学生灌输社会主流价值、传授知识、开发学生智力、提高学生技能的服务组织。它所能提供的只有服务，它的产品就是服务。

**2. 教育成本补偿具有间接性**

在物质产品生产过程中，生产产品所耗费的物化劳动和活劳动逐步转移到产品中去，企业通过产品销售取得销售收入，补偿产品成本后，剩余部分则为企业的纯收入，因此，物质产品的生产耗费是通过销售环节直接得以回收，而教育成本补偿具有间接性的特点。学费只是教育成本的一部分，不能完全补偿高等教育投入。教育成本的补偿不能全部发生在教育过程，还发生在劳动力市场和毕业生所从事的社会劳动之中。因此，高校教育产品的生产成本不能仅靠高校通过收取高额学费或出卖毕业证的办法收回，还要通过国家财政拨款即国民收入的分配与再分配的办法给予补偿。

**3. 教育成本具有递增性**

在物质产品生产领域，随着科技进步和管理的加强，单位产品的生产成本是递减的，而在高校，随着时间的推移，教育成本却在不断上升，高校教育成本呈现出不断递增的特性。造成成本递增的原因是多方面的，但主要受资金取得额度大小、人才培养质量要求、现代科技在人才培养领域中的运用等因素的影响。事实上，学校教育并不以追求成本最小化为目标，相反，大量的学校存在着追求成本最大化的倾向。教育专家霍华德·鲍恩（Howard Bowen）对此曾作过深刻的分析，并将其归纳为"高校费用的5条规律"。他认为，院校的主要目标是办学成绩卓越、声望显赫、影响深远，为了追求这些看来富有成果的教育目标，高校所需的费用实际上是无止境的，无论开支多少也很难被认为足够了。故此，高校往往开销到其财力所能担负的最大限度，而这些开支一旦被纳入预算固定下来，再撤掉难度很大。每所院校都尽其所能地筹集资金并将其全部用掉，由此产生的结果是开支日趋增长。也就是说，高校费用支出的刚性决定了教育成本不断递增的特性。

**4. 教育成本具有区间性**

企业为了赢得市场竞争，总是希望把相同类型、相同质量的产品成本降得越低越好。而高等教育成本却不同，教育的目的是培养人，教育生产出来的"商品"是凝结在有血有肉、有思想感情、有人格尊严的人身上的知识、能力和素质，不是单纯意义的可在市场上交易的商品，教育成本不仅涉及社会经济效益，更具有强烈的社会溢出效益。因此，教育成本的界定有一定的区间限制。过高说明学校在资金利用上可能存在一定的浪费和不合理，对今后的可持续发展会带来一定的影响；过低则说明教育投入与效益不足，也会影响学生的培养质量和学校今后的发展后劲。

**5. 教育成本与效益在时间上具有不配合性**

即效益的迟效性和长效性。高校资金的投入与耗费不能立见成效，"十年树木，百年树人"便生动地反映了这一特点。教育周期的长期性，决定了教育投入见效的时期更长，往往要等到学生毕业之后才会收到效益。毕业生就业后，其技能的发挥也有一个由弱到强逐步提高的过程。一般来说，在毕业生就业后的第10~15年,教育投入收益才能达到最高值。相比之下,物资生产部门的成本投入与效益的时间相隔较短,有的当年即可见效,多数3~5年就有直接的经济效益。可见,教育投入产生的效益具有明显的滞后性。现代教育经济学发现,教育投入周期虽长,效益虽滞后,然而这种投入的效益是很大的,能获得加倍的补偿,比一般物资生产领域的投入所产生的效益要大得多,并且这种效益是持久而稳定的。

### 6. 成本与效益在人群上具有不完全对称性

其中包括两个含义:第一,高校作为人才培育的中心,不同于物质产品生产部门,其产品参加社会交换后即取得了该产品耗费价值的补偿和利润,为自身带来效益。而高校在对人才的教育培养活动中所创造的经济效益和社会效益主要是在国家、社会和个人三者身上得以具体体现的。高校的内部经济效益只是对经费使用效果的评价与比较,并无实际利润可言。

第二,由于高等教育的产品没有独立的物质形态实体,很难用数字计算或检测手段进行准确测试。因此,国家、社会和个人三者获得的效益是不能加以度量的,更不能与在高校发生的成本损耗建立起完全对应的关系。

### 7. 教育成本在某些方面具有不确定性

(1)教育成本构成项目或内容的不确定性 即哪些费用支出应作为成本项目计入教育成本核算学术界意见不一,目前尚没有一个统一的规定。

(2)费用支出计入教育成本时数额的不确定性 高等教育成本所含项目大部分都能界定出准确的数额,但有部分费用支出要准确界定出计入成本的数额,却存在相当大的困难,如科研支出等。高校的科研具有双重功能,一是为培养学生而进行的必要的研究。没有高水平的科研,就没有高质量的教学和师资队伍。二是为社会解决应用性问题所进行的科研。其成本支出较少与培养学生有关。此外,研究型大学与一般性普通院校相比，学校目标定位和培养学生的目的和层次的差异，在科研支出计入教育成本的数额的确定上存在很大区别，需要具体问题具体分析。

（3）成本的不可完全回收性  高等教育在对受教育者的培养过程中伴随着资金的耗费与占用是不能完全以费用支出的形式加以定量的。另外，受教育者走向社会所实现的价值也具有不完全定量性，还要考虑到人才外流等问题。所以高等教育成本也就有不可完全回收性。

（4）基本必要成本和质量附加成本的可变性  虽然对培养一个合格大学生的成本是多少、对于合格人才的具体衡量标准是什么目前还很难确定，但是学校要使学生具备更扎实的理论知识和熟练的技能水平，就必须创造良好的教学和实验环境，也就需要增加基本必要成本和质量附加成本的投入，这是显而易见的道理。然而，在某些条件下这两者之间的界限也不是十分明显，基本必要成本和质量附加成本只是一个相对意义上的量，并且是可变的。

## 四、高等学校成本的概念

高等学校成本是指高等学校为实现其教学、科研和社会服务功能所需要投入的经济价值。与高等教育成本相比，其范围相对较窄，主要从高等学校提供服务的角度考虑教育成本，不包括与培养学生无关的费用，也不包括因培养学生而使学校丧失的机会成本。

需要指出的是，高等学校成本与高等教育成本这两个概念相互关联，且易混淆，但有本质区别。高等教育成本是指高等教育投入的经济价值，它在广义上是一种机会成本。高等学校成本是指高等学校为培养学生而支付的全部费用，即高校的直接成本或实际成本（财务成本）。因此，高等教育成本不仅包括高等学校成本中与教学、科研有关的成本支出，而且还包括学生家庭和个人为接受高等教育而支出的成本，以及政府、社会和个人由于实施或接受高等教育而减少或放弃的收入。高等教育成本的核心内容是高等学校教育成本，是指高校为每个接受高等教育者所耗费的全部费用。这里主要研究的是高等学校教育成本。它是会计学概念范畴的财务成本，从成本核算的会计学角度出发规范教育成本，是高校教育成本管理走向科学化、实证化的必然，这将直接决定成本项目和范围的划分。

为了更好地了解高校教育成本的概念，可对高校教育成本进行如下分类：

**1. 按管理范围分**

可分为高校教育总成本，各分院、系、部门教育成本，部门成本等。

高校教育总成本是指高校为培养学生所耗费的各种费用的总和。各分院、系、部门教育成本指的是各分院、系、部门在学校运行过程中所耗费的资源价值。它是根据教学过程中专业的不同、层次的不同以及所负的责任分别加以计算和考核，分单位随时揭示其教育成本的变化情况。可用如下公式表达：

**教育单位成本（即教育平均成本）＝教育总成本÷全部教育产品的数量**

即每一教育产品所平均耗费的教育资源的价值。由于教育产品计量单位的不同，教育单位成本的表现形式也不相同，如学时成本、学分成本、学校生均成本、各分院（系）生均成本、各学科（专业）生均成本等。教育单位成本是衡量一所高校资金使用效益和学校管理水平的重要指标。

**2. 按教育成本费用发生与教育活动的相关程度分**

可分为直接成本和间接成本。

（1）直接成本　是指直接用于教学、公共辅助教学和学生补助等方面的费用，是直接实现高校教育目标的花费，如只担任某一专业的专任教师的工资，以及为该专业教学耗费的实验材料、器具等支出就是该专业成本对象的直接成本。

（2）间接成本　一般是指与提供或接受教育服务间接相关，但不能经济而又方便地追溯到各个教育成本对象上，需要通过成本分配的方法分配到各个教育成本对象上去的成本，如校（院）行政管理部门的各项支出、教学辅助部门的各项支出、学校公共性费用开支等。

划分直接成本和间接成本有利于优化配置高校教育资源，提高资金的利用率。目前，高校尚未划分高校教育成本的范围，只能参照企业划分成本的办法。

### 3. 按发生的时间分

可分为计划成本和实际成本。

（1）计划成本　在管理会计中，标准成本、目标成本、估计成本和预算成本等都可以概括为计划成本。计划成本是指以实现成本控制和专业培养为目的，学校在认真调查分析的基础上制定出来的培养一名学生而发生的资源耗费。它是一种目标成本，是一种理想状态下发生的教育成本。它对于加强高校经济核算、建立和健全成本管理责任制、控制各项费用的消耗、降低成本有十分重要的作用。标准成本一旦制定，一般在学校的基本教学条件不变的情况下不得随意变化。

（2）实际成本　是根据成本核算期内实际发生的费用而计算的成本，它反映了成本的实际执行程度。从时间上来说，实际成本是已经发生了的，已成为过去的历史，所以也有人把实际成本称为历史成本。实际成本的作用之一是反映计划成本的完成程度，将实际成本与计划成本进行比较，可以揭示成本的节约或超支，从而找出降低成本的途径。必须注意的是，实际成本的计算对象、计算内容和计算方法首先要保持与计划成本的一致性和可考核性，否则难以进行二者之间的比较。把实际成本与标准成本做比较，可以反映成本的节约或超支情况，为成本的管理与控制提供数据基础。

**4. 按完成情况的责任分**

可分为责任成本、可控成本和不可控成本。

（1）责任成本　是责任会计所采用的一种成本概念，它是按责任中心进行核算的成本。责任成本与传统的成本会计采用的谁受益、谁承担的核算原则不同，它的核算原则是谁负责、谁承担。责任成本要把成本数据按责任归类，分解到有关的部门、岗位乃至个人，原则是"干"与"管"一致，干什么就管什么。成本责任中心对成本完成的情况负经济责任，并作为考核和奖惩的依据。

（2）可控成本和不可控成本　为了推行责任成本制度，就必须将责任成本进一步分为可控成本和不可控成本。从成本管理的角度看，不可控成本是成本管理需要解决的主要问题，如把原来不可控成本采取某种方法使其变成可控成本等等，这样才能使成本得以按计划完成。

**5. 按性质和用途分**

可分为物质成本和人员成本。

（1）物质成本　指一定时期之内用于高校教育活动中的物化资金部分，包括高等学校的基建投资、土地、建筑物及设备租金、各种教学实验装备、图书等固定资金，一般设备资金以及原料、材料、低值易耗品等资金。

（2）人员成本　是指一定时期之内高等学校教育活动部分，包括教职员工的工资、补助工资、福利费、奖贷学金及其他用于高校内人员的开支。

**6. 按成本的性态分**

即根据各项成本与业务量的依存关系，将高校教育成本划分为固定成本、变动成本和半变动成本。

（1）固定成本　指在相关范围内，与业务量变动无关的成本。

（2）变动成本　指在相关范围内，与业务量变动呈正比例关系的成本。

（3）半变动成本（或称混合成本） 这种成本虽会随着业务量的变动而变动，但不保持正比例关系。

**7. 按教育运行不同的环节分**

可分为教学成本、服务成本、福利成本和资助成本。

（1）教学成本 是为培养符合一定质量标准的人才而投入到教学环节的人、财、物的总和。

（2）服务成本 是指为教职工、学生生活服务投入的人、财、物的总和。

（3）福利成本 是指为从事高校教育工作，现已不能再工作仅享受劳动福利的人员所开支的人、财、物的总和。

（4）资助成本 是为了使经济有困难的学生完成学业及鼓励学生积极向上而支出的各项经费的总和。

上述分类方法各有优缺点，实际应用中需相互取长补短。在进行教育成本核算时，主要使用第二种分类方法，即按教育成本费用发生与教育活动的相关程度所划分的直接成本和间接成本。针对高校这一具体主体主要是指高校教育活动所耗费的所有教育资源，故需首先分为直接成本与间接成本两种；再按用途的不同划分不同的成本项目。各种成本之间的关系见图3-1。

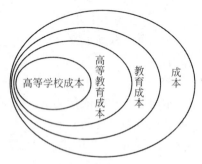

图3-1 各种成本之间的关系

## 第二节 中医药高等教育成本核算

### 一、中医药高等教育成本核算的对象

成本核算的对象是在归集和分配生产产品（或提供服务）过程中所耗费的资源的载体或承担物。要正确核算产品成本，首先要确定成本核算对象，以便准确地归集其所承担的费用，从而计算出产品成本。高等中医药院校应当是通过生产教育产品达到其目的，其教育成本的核算对象应当是中医药院校的教育产品。

那么，中医药院校的教育产品到底是什么呢？一种观点认为，学生接受中医药高等教育后增加的中医药相关的知识和技能即是中医药院校的教育产品。然而，接受中医药高等教育，增加了中医药相关的知识，提高了劳动技能，是学生接受中医药教育产品后的结果，还是中医药教育服务和学生自身因素相结合的产物，还是中医药教育产品产生的效用。所以，这种观点混淆了中医药教育产品本身与中医药教育产品效用的关系。

另一种观点认为，中医药院校培养的对象是学生，它的产品应该是中医药院校中不同专业、不同类型的毕业生。其实，中医药院校学生只是中医药教育产品的接受者，而非中医药教育产品本身。厉以宁认为："教育产品是指教育部门和教育单位所提供的产品，这种产品又称教育服务。"这种观点在中医药教育上同样适用。从学校的宗旨和功能看，中医药教育是一个向学生传授中医药知识、提高学生中医药相关技能的服务组织，它所能提供的只有服务，把中医药院校的产品确定为教育服务是恰当的。

因此，中医药院校的教育产品就是其所提供的中医药高等教育服务。中医药高等教育成本核算是以每个学生在每一学年

中所接受的由中医药院校提供的中医药高等教育服务为对象，按不同层次、不同专业、不同年级开设中医药高等教育成本明细账或成本计算单，将不同类别的学生在每一学年中接受的教育服务所耗费的全部资源价值进行归集和分配，最后计算出中医药院校对不同类别的学生提供一学年教育服务所投入的生均成本。

## 二、中医药高等教育成本核算的内容

中医药高等教育成本是指学生在接受中医药高等教育过程中由中医药院校所支付的应由学校和学生个人负担的各类教育成本。它是劳动力在接受中医药高等教育阶段所消耗的物化劳动和活劳动以及维持个人生活需要所消耗的价值总和。

中医药高等教育成本是其按既定标准把学生培养成具有中医药专业技能人才过程中，学生在大学就读期间接受中医药专业教育所耗费的学校各种资源的总和。如果把中医药人才看成"产品"的话，那就是生产产品的总成本。总成本按消耗的频率可分为经常性成本与建设性成本两类。经常性成本是指教育过程中耗费的易耗资源，包括能带来即期收益和近期收益的商品和劳务支出；建设性成本包括购买或租赁耐用资产的支出，例如，能长期带来收益的校舍建筑和仪器设备。在这些支出中，有些支出很难具体界定是属于经常性支出还是建设性支出。例如，教学用书很难确定是耐用的还是易耗的。因此，在实际分析中，经常应用年度成本的概念来解决上述矛盾，即以一年为会计时期，一年内消耗的商品和劳务被视为经常性成本，而建设性成本一般可按折旧和利息归入年度成本，这样可具体计算学生的平均年教育总成本。

根据我国现行会计制度对教育支出的科目划分，经常性成本包括人员经费与公用经费两项，每项又分为若干细目。为了便于核算中医药高等教育成本，我们把中医药院校的成本项目分为中医药院校教育成本项目和中医药院校非教育成本项目。

(一) 中医药院校教育成本项目设置

教育成本项目是指构成教育成本的费用类别。在核算教育成本时设置教育成本项目，目的是提供便于教育成本分析和控制的信息，合理调配教育资源，以利于提高教育资源的使用效率。

中医药院校教育成本项目设置需考虑以下几个方面：

(1) 成本项目设置应体现中医药教育费用的经济内容，以便于成本核算时费用的归集和分配。

(2) 成本项目设置应满足管理所需要的经济信息，提供便于中医药教育成本分析、控制和评价的资料数据。

(3) 成本项目涉及的内容应全面，所有应计入中医药教育成本的费用支出都需在其成本项目中得到反映。

(4) 便于操作，中医药教育成本项目应与中医药院校会计核算制度下支出管理科目尽可能地保持一致，以便于中医药教育成本内容基于会计核算实践，便于操作。

基于以上要求，中医药院校教育成本项目设置可分为工资、职工福利费、学生奖助学金、业务费、职工退休金、职工死亡丧葬费、社会保障费、公务费、折旧费、修缮费、其他费用。各成本项目所归集的内容如下：

**1. 工资**

指中医药院校在职职工的各类劳动报酬，包括基本工资、各类津贴和奖金。此项不包括从事医疗工作所获得的劳动报酬。

**2. 职工福利费**

指中医药院校根据职工工资计提的职工福利费。中医药院校用于在职职工的各项福利性支出，包括独生子女费、医疗费、病假两个月以上期间的人员工资、职工探亲路费。此项不包括从事医疗工作所获得的奖金、福利等。

### 3. 职工退休金、职工死亡丧葬费、社会保障费

指中医药院校为在职职工缴纳的各项社会保险金支出，包括养老保险金、失业保险金、医疗保险金及其他保险金等。

### 4. 学生奖助学金

指中医药院校中的各类学生奖学金、勤工助学金、困难学生生活补贴等。

### 5. 公务费

指中医药院校用于教学和管理方面的日常支出，包括办公费、通讯费、水电暖气费、交通费、差旅费、物业管理费、租赁费、会议费、职工培训费等经常性费用。

### 6. 业务费

指中医药院校为完成教学业务所支出的消耗性费用和购置教学用材料物资的费用，包括教学和实验用物资材料等低值易耗品购置费、体育用品购置费、材料测试加工费、资料版面费、教材编审费、招生费、军训费、实习费、毕业设计费等经常性费用。

### 7. 修缮费

指固定资产使用一定时期后，为恢复原有工作效能而对其主要部分进行更新改造和大修支出的费用（形成固定资产部分除外），也包括日常的维护修缮费用。日常维护费用直接记入本期教育成本，大修费用按大修间隔年限分期摊销。

### 8. 折旧费

指用于教学和与教学有关的固定资产耗费的价值，包括房屋建筑物折旧费、专用设备折旧费、一般设备折旧费、图书折旧费以及其他教学用固定资产折旧费。

### 9. 其他费用

指除上述规定范围以外的其他与培养学生有关的耗费，如与教学有关的科研支出等。

## (二) 中医药院校非教育成本项目设置

根据高等教育成本的定义,高校只有用于培养学生所耗费的资源才能构成教育成本。高校投入教育的各种资源,如用于其他目的,而非用于培养学生的则不构成高等教育成本。因此,在各项资源消耗中部分与学校提供教学服务无关的费用,在教育的归类与计算中需予以剔除。中医药院校非教育成本主要包括以下几个方面:

**1. 后勤服务部门支出**

未实行后勤服务社会化的中医药院校所属后勤服务部门,如膳食服务中心、招待所、车队、维修队等部门的支出,与培养学生无直接关系,因此不计入教育成本。后勤服务部门无偿占用学校的房屋、设备,学校为其负担的人员工资等,也不计入教育成本。

**2. 离退休人员的各种经费支出**

中医药院校离退休人员的各项支出不计入当期的教育成本,因为它并不是培养当期学生而发生的支出。严格说来,离退休人员的支出是以前教育成本的积淀,但与当期学校提供的教学服务无关。另外,各中医药院校离退休人员所占教职工总人数比例不同,老校负担重,新校负担轻,将这项费用计入教育成本,不利于横向比较。

**3. 校办企业支出**

按照高等学校教育体制改革要求,校办企业作为企业法人,已经实行了"独立核算,自负盈亏"的财务管理体制。但从现实情况来看,有部分中医药院校的校办企业还没有做到真正意义上的独立核算,有大量的费用仍然从学校教育事业费中开支。如有些校办药厂使用的厂房、门面房等生产经营用房由学校无偿提供;企业部分职工工资和离退休人员工资由学校负担,学校还为校办企业承担了大量的后勤保障费用开支等。这些费用支出与中医药院校的教学无关,理应由校办企业承担,不计入教育成本。

**4. 与教学无关的学校附属单位的支出**

包括附属单位所占用的房屋、设备,以及学校支付给附属单位的补助性支出,如附属医院、附属中小学、幼儿园等。

**5. 中医药院校科学研究用于固定资产以及科研费用支出**

中医药院校科研费用大多为教学与科研共用,可按一定比例扣除,如科研支出计入教育成本。

**6. 社会服务成本支出**

包括社会在学校开办的商店、银行、邮电通讯、治安机构所占用的学校房屋以及由学校支付的费用。

**7. 赔偿、捐赠支出,灾害事故损失**

属于学校非正常性的费用支出,与培养学生无关,不计入教育成本。

## 三、中医药高等教育成本核算的方法

要对中医药高等教育成本进行核算,满足各类信息使用者的要求,首先要选择合适的教育成本核算方法。依据现阶段高等中医药院校的财务状况,通常选取统计法、会计核算法和作业成本法三种核算方法对中医药高等教育成本进行核算。

### (一) 统计法

高等中医药院校由于其非营利的社会属性、教育体制和办学规模的复杂性,以及教育产品的特殊性,迄今尚未进行单独的教育成本核算。中医药高等教育成本核算并非一件简单的事情,需要对现行的高等中医药院校财务制度和会计制度进行重大改革,使其从以经费支出为中心的核算转移到以成本核算为中心的轨道上来。因此,短期内建立并推行中医药高等教育成本核算的可能性不大。面对实践中提出的计量教育成本的迫切性,利用现有的会计资料进行调整、转换、计算中医药高等教育成本是一种现实的选择。

利用现有会计资料进行转换计算中医药高等教育成本的方法，其核心是按中医药高等教育成本核算对象将中医药高等教育事业支出明细科目的数据，调整、转换为中医药高等教育成本项目的数据，其关键是要制定统一的调整规则。如要核算高等中医药院校向学生提供一年教学服务所耗费的价值量，可以从会计资料中取出各项教育经费明细支出数，剥离与教学无关的费用，增加未在经费支出中反映的应计费用，转换成各成本项目。各成本项目之和即为学校提供一年的教学服务所耗费的价值量。年生均教育成本可以将各成本项目之和除以年平均学生数取得。具体转换方法为：

1. 教育事业支出明细科目中的"基本工资、补贴工资、其他工资"，将校办产业、后勤服务部门等与教学活动无关人员的工资性支出从中剔除，然后得到教育成本项目中的"工资"。

2. 教育事业支出明细科目中的"职工福利费"，同样剔除校办产业、后勤服务部门等与教学活动无关人员的福利费支出。

3. 教育事业支出明细科目中的"社会保障费"，剔除离退休人员的各项支出，校办产业、后勤服务部门等与教学活动无关人员的社会保障支出，加上按在职职工提取的养老金，得到教育成本项目中的"社会保障费"。

4. 教育事业支出明细科目中的"设备购置费"，将校办产业、后勤服务部门等使用的固定资产，改为按与教学相关的固定资产计提折旧的方法。

5. 教育事业支出明细科目中的"修缮费"，将由大修而形成固定资产的部分剔除，调整为教育成本项目的"修缮费"。

6. 教育事业支出明细科目中的"公务费、业务费、其他费用"等都是将与教学活动无关的费用剔除，调整为教育成本项目。

该方法是基于准确、系统的会计资料，并按照成本核算的原则，对会计数据进行必要的修正，因此得到的数据相对来说比较准确。从教育成本数据的质量要求来看，能够作为各级政府制订学费标准和经费拨款的依据，为学生和家长了解教育成本信息做出教育投资决策。用该方法核算教育成本的数据并不追求十分精确。从成本效益方面考虑，追求精确，核算成本就会增加，工作效率就会降低。

## （二）会计核算法

会计核算法是指高等学校成本费的核算采用会计方法进行，设置成本费用明细账户，纳入会计核算系统，有关成本的支出经分配直接或间接计入成本费用账户，按成本计算对象进行核算。教育成本明细账是按不同的成本计算对象分别开设的，在归集与分配教育费用时，成本计算对象与成本明细账需保持一致。教育成本明细账归集的费用之和，就是该成本计算对象的总成本，再按折合学生数计算学生的生均成本。

采用这种方法计算中医药高等教育成本，计算出的结果比较精确，但工作量很大。会计核算法又分为两种，即单轨制核算法和双轨制核算法。

### 1. 单轨制核算法

单轨制核算法就是修改现行的高校财务制度和会计制度，规定高等学校采用权责发生制作为记账基础，将原来以经费核算为中心的会计核算法转移到以成本核算为中心的轨道上来。按照这一思路，学校会计核算与企业会计核算更接近，会计事项的账务处理、会计报表设计与现行高校会计制度会有较大差异。但要在中医药院校系统、全面地实行单轨制核算教育成本，目前条件还不成熟。主要受中医药院校非营利组织的社会属性以及现行会计制度的收付实现制的制约。但从长远来看，建立中医药高等教育成本核算制度是必然趋势。

**2. 双轨制核算法**

高校作为培养高级人才的非营利组织，政府拨款是其资金的重要来源，占主体地位。为了便于预算资金支出的统计，准确、及时反映国家预算中教育经费支出的情况，客观上需要高校会计核算对这部分预算资金进行反映。因此，现行高校会计制度要求会计核算采用收付实现制，并在会计科目的设置上与政府预算收支科目保持一定的对应关系，与我国预算管理制度相适应，能够满足预算管理的需要。然而，要进行教育成本核算，就必须按权责发生制原则，设置成本费用归集分配的会计科目进行教育费用的归集与分配。为了既能在会计核算中反映国家预算教育经费支出，满足国家教育经费统计需要，又能在现行的会计核算体系下进行成本核算，满足高校内部管理和外部使用者的需要，有关学者提出了双轨制核算的设想。其核心是在现行的收付实现制会计核算的基础上，将与提供教学服务有关的费用支出按照权责发生制原则进行教育成本核算。

### （三）作业成本法

作业成本法是基于作业的成本计算法，是指以作业为间接费用归集对象，通过资源动因的确认、计量，归集资源费用到作业上，再通过作业动因的确认、计量，归集作业成本到产品中或顾客上的间接费用分配方法。

一般来说，作业成本法适用于那些产品批次、形体、复杂程度、原材料等属性各异的多品种制造公司，以及费用占总成本比重较高的公司。使用作业成本法可有效降低产品成本。作业成本法也可为服务性公司提供更有用的决策信息。现有系统或软件条件越充分，越有利于实施作业成本法。此外组织规模越大，越适宜采用作业成本法。

对于高等中医药院校来说，培养学生所发生的费用多属间接费用，直接费用较少，且多而复杂，发生的动因各异，因此需通过具体分析不同资源、作业、成本动因等来分配和归集费用以计算成本。随着高等中医药院校的发展，其成本核算对象日益多元化，不同类别、不同层次、不同专业的学生培养成本相差很大。同时，随着高等中医药院校财务人员素质的不断提高，计算机应用广泛，会计电算化水平不断提高，现有的会计信息系统比较完善，可以满足实施作业成本法的外部条件需要。

作业成本法在高校成本核算的基本步骤包括：1. 确定高校主要作业；2. 归集作业消耗的资源费用，分析资源动因；3. 建立作业中心、作业成本库；4. 确定成本动因，计算单位作业成本；5. 把作业或作业成本库的成本分配到成本对象。

运用作业成本法进行中医药高等教育成本核算，不仅可以正确反映高等中医药院校在人才培养过程中所发生的各种耗费及各种耗费的合理性，还可以为加强高等中医药院校的教育成本管理提供重要的信息资料。基于作业成本法的中医药高等教育成本核算，通过分析成本升降的原因，采取有效措施降低成本，可以使学校所拥有的各种人力、物力和财力资源得到充分、合理的利用，从而优化资源配置，在创造社会效益的同时获得经济效益。

## 四、中医药高等教育成本核算的特点

### （一）成本核算对象多元化

中医药高等教育具有专业多、层次多等特点，培养的学生学制不同、类型不同，因而不同专业所需的教育经费和无形资产价值各不相同。为准确计算各不同类型的学生教育成本，就需以不同学校和同一学校，如博士生、硕士生、本科生和专科生分别进行计算。与此同时，还要进一步计算同一层次不同专业的中医药教育成本。特别是文理科之间、临床专业和非临床专业之间都有明显的差别，如占用的固定资产、实验费等一般理工科、临床专业较多，这就决定了中医药高等教育成本核算对象的多元化。如果把个人主观能动性发挥等方面的因素考虑进去，在成本核算时只注意平均教育成本就不够了，还需考虑费用的合理分摊问题。

（二）核算周期长，与成本计算周期不一致

高等中医药院校提供教育服务的周期有其特殊性，培养一名合格毕业生的生产周期为在校的全部培养时间，从 4～8 年不等。如果到学生毕业时才对其成本进行核算，就会出现严重的滞后性，且不利于对各个时期的成本费用进行比较分析。这就需要有一个合理的成本计算周期，以便核算和分析。一般来说，以学年为计算期，将一个会计年度的上、下半年分别视为对同一学年学生所经历的下、上学期所提供的教育服务费用，两者费用之和为对同一学年学生所提供的教育服务费用；逐期累计，到学生毕业时，再结转为总成本和计算平均成本。

（三）共同费用多，直接费用少

在产品成本核算中，直接材料、直接人工等绝大多数费用可以明确确定由某一种产品来负担，尤其是在单一产品生产的车间，基本上所有的费用均可作为直接费用计入到相应的产品成本中去。中医药高等教育成本则不同，教育活动需要学校各部门、各单位密切的配合，具有较强的协调性。在中医药高等教育成本中，直接费用少、共同费用多的特点，决定了中医药高等教育成本核算的复杂性。因此，怎样合理确定中医药高等教育成本的分摊标准至关重要，它决定着成本核算的准确性。

## 五、中医药高等教育成本核算的意义

当前，我国中医药高等教育资源面临短缺的现状，同时也存在教育资源利用率不高和浪费严重的现象。因此，移植企业成本管理理念，加强中医药高等教育成本核算，无论是对高等中医药院校的运转还是对国计民生都有重要的意义。

**1. 有利于和谐社会的构建**

中医药高等教育成本含义的"模糊",权威教育成本核算的缺失,一方面是社会屡屡诟病不断上涨的学费,另一方面是高等中医药院校常常抱怨办学经费的不足。只有对中医药高等教育成本进行核算、反映和报告,提供教育成本相关信息,国家有关部门才能适时调整收费政策,制定学费标准;合理建立中医药高等教育成本分担机制,才能使国家、中医药院校、社会三者形成和谐统一的共同体。

**2. 是政府部门制定教育政策及进行宏观管理的重要依据**

自高等教育实行收费制度以来,针对我国实施高等教育收费政策其依据何在、如何合理确定收费标准这些疑问,国家的法律和具体实施环节上都做出了明确的规定。1994年国务院颁布的《〈中国教育改革和发展纲要〉的实施意见》明确指出,高等学校和中等专业学校、技工学校"学生实行缴费上学制度。缴费标准由教育行政主管部门按生均培养成本的一定比例和社会及学生家人承受能力因地、因校(或专业)确定。"1996年原国家计委、国家教委、财政部联合颁布了《普通高等学校收费管理办法》,规定了高校收取的学费最高不得超过生均培养成本的25%。《教育部、国家计委、财政部关于2001年高等学校招生收费工作有关问题的通知》第三点中指出:"为统一规范高等学校年生均日常运行费用标准,今后由教育部、国家计委、财政部实行定期公布高等学校年生均日常运行费用制度,在每一学期开始前,根据上一学年相关费用收支,作为各省、自治区、直辖市制定调整当年学费标准的依据"。可见,教育成本是确定学费标准的重要依据。

政府部门对高校拨款标准的确定也需要依据教育成本数据。过去我国政府对高校拨款采取"定员定额"基础上的"基数加发展"模式,现在实行的是"综合定额加专项补助"模式。这两种模式都没有反映高校实际培养学生成本的情况,不是科学的拨款模式。现在国内外越来越多的研究者普遍主张采用以教育成本为依据的拨款方式。1999年1月1日起施行的《中华人民共和国高等教育法》规定："国务院教育行政部门会同国务院其他有关部门根据在校学生年人均培养成本，规定高等学校年经费开支标准和筹措的基本原则。"中共中央、国务院《关于深化教育改革 全面推进素质教育的决定》也提出："进一步完善教育经费拨款办法，充分发挥教育拨款在宏观调控中的作用……逐步建立符合社会主义市场经济体制以及政府公共财政体制的财政教育拨款政策和成本分担机制。"可见，教育成本是国家划拨办学经费的重要依据。只有对高校教育成本进行核算，政府有关部门在编制高校经费预算以及提请权力机构追加或减少政府投入时才更具有说服力。

政府对中医药高等教育的宏观管理同样离不开教育成本核算。《教育法》、《高等教育法》都明确规定：任何组织和个人都不能以营利为目的的创办学校。通过中医药高等教育成本核算，将其收入与成本进行对比，计算的结果是否有利润可以判断中医药院校是否有营利活动。如果没有教育成本数据，政府部门就无法了解中医药院校是否以营利为目的，更无法对某些学校的不正当营利行为加以及时的制止。

总之，政府部门无论是要合理地确定财政拨款标准和学费标准，还是要对高等中医药院校进行科学的宏观调控，规范其办学行为，加强中医药高等教育成本核算都是必不可少的。

**3. 是高等中医药院校实现可持续发展的必然要求**

高等中医药院校要实现自身的可持续发展必须树立并落实科学发展观，落实科学发展观的一个重要方面就是对中医药高等教育成本实行核算。

（1）有利于科学制定高等中医药院校战略决策 随着我国经济结构的调整，高等教育进入了发展的快车道。尤其是近年来中医药高等教育规模的不断扩大，再加之中医药科研任务的不断加重,中医药高等教育必须进行"扩大再生产"。然而,公共财政却无力承担如此巨大的投入,这就为高等中医药院校提出了一个重大难题。各高校想解决此难题就需要从学校发展战略上进行调整,采用效益优先战略,进行中医药高等教育成本的核算与控制,形成竞争优势。因为有竞争优势的高等中医药院校不仅在有限效益的分配上具有优先或更多的获得权,在买方市场的竞争中争取更多的主动权,而且这种优势具有滚动效应,能借此提高声望,得到更多的资助,形成良性循环。高等中医药院校只有在战略上走成本管理之路,实行教育成本核算,才能增强竞争实力,提高办学效益,这是适应市场经济的必然要求。

(2) 有利于提高办学效益　提高办学效益就是要以较少的耗费,实现较多的教育成果。在计划经济体制下,国家对高等中医药院校实行"供给制",但随着市场经济体制的建立和完善,以及教育多元投资体系的形成,作为重要渠道的财政教育拨款的作用越来越弱化,这迫使高等中医药院校必须要注重成本核算。只有进行教育成本计量与核算,才能更加准确地反映中医药人才培养过程中各种人力、物力、财力是如何消耗的,人才培养的成本是否合适,其消耗是否合理,以及如何科学地确定和衡量其消耗指标。这样做将有利于高等中医药院校将本期教育成本与上年同期教育成本相对比,将实际成本与计划成本相对比,从而找出差异,为本校实施改革和考核、评价办学效益提供依据。

(3) 有利于优化教育资源配置　社会和经济的飞速进步,促进了中医药高等教育的快速发展。因为国力的原因,现有的教育资源,尤其是中医药教育资源仍是十分短缺、有限的,特别是欠发达地区,中医药教育资源缺乏在短时间内还难以得到解决。中医药院校内部一方面教育经费紧张,另一方面存在着浪费和低效率。造成这一现象的原因是长期以来中医药高等教育投入被当作国家无偿给予教育单位和受教育者的"赠品",政府的这种包办行为直接制约了市场在中医药高等教育领域中资源配置作用的发挥,致使中医药院校基本上没有成本概念和理财意识。因此,只有合理配置、盘活中医药教育资源,建立科学的成本核算制度,进一步挖掘内部潜力,走内涵式发展的道路,防止铺张浪费,才能从根本上解决中医药院校可持续发展与中医药高等教育资源短缺的矛盾。

(4) 有利于合理确定办学规模 近几年随着国家的扩招政策,许多中医药院校的招生规模呈几何级数增长,且增加了不少新的专业。其中不少中医药院校缺乏成本核算信息,缺少对办学规模的科学论证,其盲目发展势必一方面加重中医药院校的财务负担,另一方面,新专业开设初期学生规模难以达到预期,造成大量资产闲置和浪费。只有进行成本核算,依据教育成本指标参数合理确定办学规模,才能制定科学的、可持续发展的规划。

(5) 有利于满足财务管理工作的需要 财务管理水平是高校管理水平的重要内容。新财务制度确定了财务管理的基本原则:即贯彻执行国家有关法律和财务规章制度;坚持勤俭办学的方针;正确处理事业发展需要与资金供给的关系,社会效益与经济效益的关系,国家、集体和个人三者利益的关系。高等学校财务管理的主要任务是:依法多渠道筹集事业资金,合理编制预算,并对预算执行过程进行控制和管理,科学配置学校资源,努力节约支出,提高资金使用效益,加强资产管理,防止国有资产流失,建立健全财务规章制度,规范校内经济秩序;如实反映财务状况,对学校经济活动的合法性和合理性进行监督。新财务制度对中医药院校今后的财务管理工作也提出了新要求,它将促使中医药院校在财务管理上转变观念,走实际需求与发展相适应的财务管理新路子,实施中医药高等教育成本核算。

### 4. 是计量教育投资经济效益的重要前提

成本收益分析是经济领域最基本的分析方法和遵循原则。20世纪60年代以来，西方经济学家把这一方法用到教育领域，作为教育投资经济效益的重要内容进行探讨、分析和研究。随着教育成本研究的日益深入，国内外的研究者纷纷对教育成本分析的最基本资料，即教育成本数据的质量表示很不满意。舒尔茨在其著作《教育的经济价值》中曾指出：教育成本的资料来源于"学校经费"的统计，而且他所列出的6个未解决的教育成本问题，几乎全是教育成本数据计量问题。王善迈认为，教育领域因为没有建立教育成本核算制度，其现有的教育成本研究基本上只是一种统计或调查描述，所提供的成本信息既不准确也不系统。曾满超也认为，教育成本分析对教育决策作出了很大贡献，但发展中国家的分析常是数据不可靠、不完全的问题。由于中医药高等教育成本数据的质量问题至今一直未能得到明显改善，研究者得不到系统、准确的中医药高等教育成本数据，从而影响了研究结果的准确性。因此，改进中医药高等教育成本分析最主要的任务就是改善中医药高等教育成本分析的信息基础，准确、系统地进行中医药高等教育成本核算。

# 第四章　中医药高等教育投入现状

## 第一节　中国高等教育经费投入现状

### 一、中国高等教育财政性经费投入现状

#### (一) 中国高等教育投入总规模

20世纪80年代以来，我国加大了对教育的经费投入，特别是对高等教育的投入。近年来，我国在坚持优先发展教育的战略方针下，高等教育财政投入规模有了较大的增长。就总量而言，高等教育经费投入总额逐年增加，高等教育财政性投入稳步增长。2000—2006年，高等教育经费从983.1亿元增长到3057.8亿元，平均年增长20.9%，高等教育财政性经费平均增幅15%，但是，财政性经费占总投入的比例却持续下降，1978年为96.4%，到2000年为57.3%，到2006年，这一比例下降到42.6%，政府对高等教育的负担水平明显下降。这一方面说明政府财政对高等教育投入力度的减小，另一方面也说明了非财政性投入的比例在扩大。

#### (二) 中国高等教育生均经费执行情况

图4-1和图4-2分别描述了我国高等教育生均经费支出和高等教育投入增长率情况。从图4-1中可以看出，我国高等教育生均经费支出从1999年开始下降。1999年和2000年的普通高校招生规模扩大并没有带来更充足的经费供给，学费在

政府的管制下,被控制在 2000 年的基础上。从 2000 年之后的连续几年中高等教育生均经费出现负增长,这种情况是伴随着高等教育扩招而出现的,在一定程度上说明高等教育经费投入的增长速度低于学生规模的增长速度,经费水平在学生数扩张的同时出现下降。在这种情况下,教育部门开始关注如何处理好扩大规模与提高质量的关系,2005 年,生均经费开始回升。

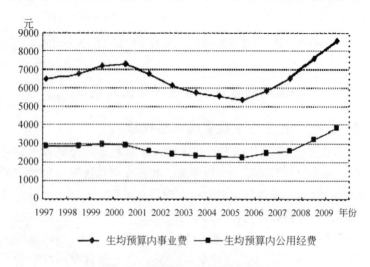

**图 4-1　我国高等教育生均经费支出**
(数据来源:中国教育部网站 1997—2009 年财政部、教育部
《全国教育经费执行情况统计公告》)

从图 4-1 还可看出公用经费增长平缓,其比例远远小于事业经费的增长。国际上一般认可的标准是高等教育领域的人员经费和公用经费的支出结构比例为 54:46,而从我国的比例来看,高等教育的公用经费投入比例相对偏低。从 1997—2009 年,高等教育公用经费支出占事业费支出的比例变化不大,平均为 41.5%,2009 年也只达到了 44.5%。高等教育公用经费投入比例偏低,不利于教育质量的提高。同时,相对应

的人员经费略高,从另一方面也说明了我国近年来高校教师待遇的提高。

(三) 中国高等教育财政投入增长情况

为了保障教育经费的投入,1985 年《中共中央关于教育体制改革的决定》提出了教育经费"三个增长"的要求。在各级政府的努力下,随着国家财政收入的稳步增长,高等教育投入也稳步增长。1998 年到 2006 年,财政收入从 9875.85 亿元增长为 38760.2 亿元,增长 3.92 倍,同时教育经费投入从 598 亿元增长到 3059 亿元,增长 5.12 倍。但是从增长率来看,高等教育投入增长率则在逐年下降,而且从 2004 年开始,高等教育拨款增长率低于国家财政收入增长率,见图 4-2。

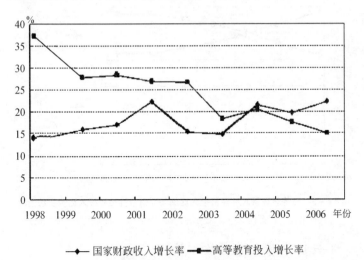

图 4-2 国家财政收入增长率和高等教育投入增长率情况

(数据来源:①国家财政收入数据摘自中国教育网站 1998—2006 年财政部、教育部《全国教育经费执行情况统计公告》;②高等教育经费投入数据摘自国家统计局网站、统计数据库、教育年度数据)

## 二、中国高等教育非财政性经费投入现状

非财政性教育经费包括学杂费收入、社会团体和公民个人办学经费、社会捐赠经费和其他收入。随着改革的深入、企业自主权的扩大和人民群众收入水平的提高,我国高等教育财政性经费投入比重逐年下降,非财政性投入所占比重有了明显提高。由图4-3可以看出,从2002年开始,非财政性经费投入比例超过了财政性投入的比例,成为我国高等教育筹集资金的重要来源,这说明我国多元化高等教育筹资卓有成效。

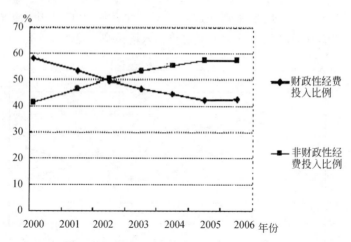

**图4-3 高等教育财政性经费投入比例与非财政性经费投入比例变动情况**
(数据来源:根据国家统计局网站、统计数据库、教育年度数据编制)

### (一) 学费和杂费收入情况

我国高校从1989年开始对大部分学生收取学费,随着改革的深入和上学缴费观念成为共识,学生及其家庭对教育成本补偿的份额明显加大,1999年全国普通高校生均学费为2769元,约占当年生均经费的23.4%。从2000—2006年全国高等教育各项经费来源占高等教育总经费的比例来看,国家财政性

教育经费投入仍是高等教育最主要来源，平均占47.72%，学费和杂费占29.70%，成为高等教育的第二大主要经费来源。而且正规学生的学费已达到了政府提出的"普通高等学校学费占每生每学年平均教育培养成本的比例一般不超过25%"的最高限额。

（二）社会团体、公民个人办学经费和社会捐赠情况

从高等教育各项经费收入变动趋势来看（见图4-4），各项经费绝对数额总体呈上升趋势，社会团体和公民个人办学经费增长最快，从2000的9.1亿元增长到2006年的234.3亿元，增长25.75倍。社会捐赠则数额最小，增长速度较慢。到2006年，社会团体和公民个人办学经费占高等教育经费的8.76%，社会捐赠只占0.73%，对高等教育经费多元化筹集影响甚微。

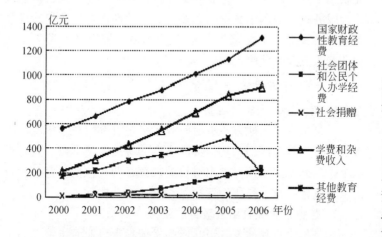

图4-4 高等教育各项经费收入变动趋势图
（数据来源：根据国家统计局网站、统计数据库、教育年度数据编制）

从以上数据分析来看，高等教育经费渠道多元化的投资体系并未成熟，而是呈现出了二元化的格局。财政性教育经费和

学校事业收入（主要是学杂费收入）呈现出此消彼长的趋势。财政性教育经费比重2000年为57.3%，到2006年为42.6%，下降了14.7个百分点，而事业收入中的学杂费则从22.04%增长到33.90%，上升了11.9个百分点。

## 第二节 中医药高等教育经费投入现状

### 一、中医药高等教育经费来源构成

中医药高等教育经费来源分为两个部分：一是财政性教育经费，即公共教育经费；二是非财政性教育经费，即非公共教育经费。

国家财政性教育经费包括财政预算内教育经费，各级政府征收用于教育的税费，企业办学经费，校办产业、勤工俭学或社会服务收入中用于教育的经费。非财政性教育经费包括社会团体和公民个人办学经费、社会捐（集）资助学经费、学费和杂费收入及其他收入。

（一）财政性教育经费

**1. 财政预算内教育经费**

这是指中央、地方各级财政或上级主管部门在本年度内安排、划拨到教育部门和其他部门主办的各级各类学校、教育事业单位的列入国家预算支出科目的教育经费，包括教育事业费拨款、基建拨款、科研经费拨款和其他经费拨款。

**2. 各级政府征收用于教育的税费**

这是指中央和地方各级政府为发展教育事业而指定专门机关征收、划拨给教育部门使用的实际资金数额，包括城市教育附加费、农村教育事业附加费、地方教育附加费。

（1）城市教育附加费 是指按照国家规定向应缴纳消费税、增值税、营业税的单位和个人、按实际税额的2%~3%

征收教育附加费。

（2）农村教育事业附加费　是指按各级政府确定的、按乡（村）企业利润（或销售收入）的一定比例和农民人均纯收入的一定比例征收的农村教育事业附加费。

（3）地方教育附加费　是指地方各级政府根据《教育法》的有关规定，在征收城市教育附加费和农村教育事业附加费以外开征的用于教育的税费，如按职工工资的一定比例征收的教育费，以及征收用于教育的旅馆床位附加费、社会集团购买专控商品附加费、宴席费等。

**3. 企业办学经费**

这是指中央和地方所属企业举办的、在企业营业外资金或企业自有资金列支的各级各类学校的经费。

**4. 校办产业、勤工俭学或社会服务收入中用于教育的经费**

这是指列入国家财政预算支出科目的校办产业、勤工俭学、社会服务收入中用于补充教育经费的部分，包括用于教职工个人的福利、奖励和改善办学条件、集体福利、教学设施等方面的经费。

（二）非财政性教育经费

**1. 社会团体和公民个人办学费用**

这是指社会团体和公民个人举办的各级各类学历教育和非学历教育机构的教育投入与实际教育支出。

**2. 社会捐（集）资助学费**

这是指城镇、农村、厂矿、企事业单位和个人根据自愿、量力的原则捐资助学，以及海外侨胞、港澳同胞、外籍团体、友好人士等用于办学的资助和捐赠。

**3. 学费和杂费收入**

这是指学校和教育事业单位开展教学、科研及辅助活动依法取得的经经财政部门核准不上缴财政专户管理的预算外资金及经财政专户核准拨回的预算外资金,包括教学收入和科研收入、非义务教育阶段学杂费、住宿学生缴纳的住宿费、按照有关规定向学生收取的其他费用等。

**4. 其他收入**

这是指除上述各项收入外的其他各项收入,即附属单位缴纳(附属医院、药厂)和其他收入中扣除对校办产业投资收益之和。

## 二、中医药高等教育非财政性教育经费投入

非财政性教育经费包括学杂费收入、社会捐资助学费和其他收入。改革开放以来,中医药高等教育经费的投入机制和来源结构发生了较大的变化,国家财政性高等教育投入在中医药高等教育经费中所占比重逐年下降,非财政性教育经费投入的比例明显提高,其中学费、杂费的收入有了明显的增加。这说明中医药高等教育经费形成了由政府、社会、个人共同投入的新格局。

### (一)学杂费收入

高等教育的发展需要大量的资金投入,不论是发达国家还是发展中国家都会在不同程度上遇到教育资金投入的困难,特别是在中国这样一个拥有14亿人口的国家发展高等教育遇到资金的困难相对更大。2011年公共教育支出占GDP的比重分别为:高收入国家5.5%,中上收入国家5.6%,中下收入国家4.7%,低收入国家3.9%。2003—2011年,我国教育经费支出占GDP的比重始终没有达到4%。2012年我国国内生产总值初步核算为519322亿元,据此计算,2012年公共财政教育经费支出占GDP的比重约为4.08%,"教育支出占GDP百分之四"的承诺首次得以实现,虽然这个比例仍只能算"贴地飞行"(见图4-5)。

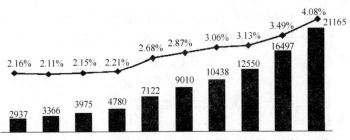

图 4-5 历年教育支出情况

面对中国经济尚不发达的现实,为解决中国高等教育快速发展和财政供给困难的矛盾,在人力资本、教育个人收益、高等教育成本分担理论的支持下,中国进行了高等教育收费制度改革。高等教育收费制度改革是中国高等教育领域的一项重大改革。其重要意义在于促使教育观念、思想的转变,推进中国高等教育经费投入格局的调整,进一步引导社会消费,提高学生自觉学习的主动性,鼓励各方面的积极性,从而保证中国高等教育能更好、更快的发展。

改革开放30年来,我国高等教育收费制度变择了一条渐进式改革之路,经历了免费、双轨制、并轨改革和完善四个阶段。

第一阶段:高等教育实行免费为主、自费尝试制度(1978—1988年)

在当时的计划经济体制下,高等教育实行"统包、统分、免费入学、毕业分配"的制度。但以"免费上学"为特征的我国高等教育因财力有限、投入不足难以满足社会的需求,也不利于高等教育的进一步改革与发展。1980年召开的全国高校招生工作会议提出:"一些地区和高校在完成国家下达的招生计划之外,可以扩大招收一部分自费走读生。"从此拉开了高等教育收费制度改革的序幕。

第二阶段:高等教育实行收费双轨制度(1989—1993年)

1989年,国家出台了《关于普通高等学校收取学杂费和住宿费的规定》,对"按国家计划招收的学生(除师范生外)收取学杂费和住宿费"。当时规定收取的学杂费标准较低,一般地区每学年100元,高收入地区每学年300元,相当于生均事业费的3%~8%。1993年,中共中央、国务院颁布的《中国教育改革和发展纲要》中明确指出,"高等教育是非义务教育,学生上大学原则上均应交费"。当时委培生和自费生缴纳的费用较高,能给学校带来更多的收入,但这两类学生的急剧增多给教学增加了一定困难,因为他们的录取分数线比公费生低,学习基础存在一定差异。这种双轨制给学校管理和教育公平带来了许多消极影响,这就为后一阶段的"并轨"改革埋下了伏笔。

第三阶段:高等教育全面实行收费制度(1994—1997年)

1994年,原国家教委发布了《关于核定委属高校办学收费标准的通知》,从当年开始,37所高等院校将自费与公费并轨,实行统一的收费制度。1997年全国高等学校统一实行招生并轨,全面实行高等教育收费制度,高等教育告别了由国家承担全部学费的免费教育阶段,从政策上正式肯定了以高等教育成本分担为理论依据的高校收费制度,从此收费制度在我国高等学校全面推行。

第四阶段:高等教育收费制度完善时期(1998—2008年)

1999年,国务院决定高等学校大规模扩招,并提出了"高等教育大众化"的目标,同年《关于深化教育改革 全面推行素质教育的决定》进一步提出了要适当增加学费在培养成本中的比例。2000年,教育部专门下发了《关于2000年高等学校招生收费工作若干意见的通知》，这一文件成为当前我国高校收费的指导性文件，明确规定高等学校的学费占生均日常运行费用的比例按25%掌握，未达到25%的可提高到25%。

（二）社会捐资助学

《国家中长期教育改革和发展规划纲要（2010—2020年）》（以下简称《纲要》）第56条规定：社会投入是教育投入的重要组成部分。充分调动全社会办教育的积极性，扩大社会资源进入教育途径，多渠道增加教育投入。完善财政、税收、金融和土地等优惠政策，鼓励和引导社会力量捐资、出资办学。完善非义务教育培养成本分担机制，根据经济发展状况、培养成本和群众承受能力，调整学费标准。完善捐赠教育激励机制，落实个人教育公益性捐赠支出在所得税税前扣除规定。《教育法》第59条对乡政府集资办学作了规定。第60条规定："国家鼓励境内、境外社会组织和个人捐资助学。"

此外，国家鼓励非政府机构的团体和个人举办学校，发展民办教育，经费自行筹集。《教育法》第25条规定："国家鼓励企事业组织、社会团体、其他社会组织及公民个人依法举办学校及其他教育机构。"《纲要》第42条指出："深化办学体制改革。坚持教育公益性原则，健全政府主导、社会参与、办学主体多元、办学形式多样、充满生机活力的办学体制，形成以政府办学为主体、全社会积极参与、公办教育和民办教育共同发展的格局。调动全社会参与的积极性，进一步激发教育活力，满足人民群众多层次、多样化的教育需求。深化公办学校办学体制改革，积极鼓励行业、企业等社会力量参与公办学校办学，扶持薄弱学校发展，扩大优质教育资源，增强办学活力，提高办学效益。"

高等中医药院校大多数成立了"教育基金会"或"校友基金会"。除此之外，还开展合作办学，有中外合作办学、学校与政府机构合作办学、学校与企业合作办学、学校与社会团体合作办学等多种类型。

## （三）其他收入

其他收入主要是指学校自创收入。学校创收是指学校为社会提供各类服务，然后通过市场途径取得的收入。中医药高等院校通过科研成果转化和学校与企业联合研制、开发和生产，成立高校与企业联合的开发中心。这样不仅充分发挥了教师的专业能力，扩大了学校与社会的接触面，也增加了学校发展的收入。

高等中医药院校依靠学科专业优势和人才资源力量，在校内外举办各种进修班、培训班、课程班、辅修专业、第二学历教育和专家讲座等，成为学校的一个经费来源。目前，学校创收已成为学校办学经费的重要来源。

例如：中医药教育机构创办的校办产业。江西中医药大学校办产业——江中集团2003年就实现销售收入13亿元（2004年，集团公司成为国有企业）。其核心企业——江中制药厂已发展成为拥有7亿元净资产，集生产、研发、教学为一体的高新技术企业，开发了一批全国知名的市场名牌产品。成都中医药大学经成都市政府批准进入"高校技术工业园区"，并以科技成果入股，创办了科技型上市公司——四川西南华神科技股份有限公司。在此基础上发展为华神集团公司，1999年创办了"成都中医药大学天然中药饮片公司"。广西中医药大学中药厂（百年乐药业）被评为"全国百佳最大医药工业企业"，并具有年产值5亿元的生产能力。湖南中医药大学拥有湖南国华制药厂和春光饮片药业有限公司两个小型合资企业，年产值6000余万元。上海中医药大学等还创办了医疗器械等其他类型的校办企业。根据教育部科技发展中心公布数据，在2000年科技型校办产业净利润超过百万的学校排行榜上，江西中医药大学和成都中医药大学分别以364.91万和180.73万元列第14位和25位，体现了中医药校办企业的强劲实力。随着中医药传统科学向经济、贸易和生物技术等领域的不断拓展和渗透，高等中医药院校走出了一条产学研相结合、科工贸一体化的新路子。

此外还有一部分是来自国家、地方政府或部门的科研课题所获得的费用。

## 第三节 中医药高等教育投入变动趋势

### 一、中医药高等教育投入实证分析

以国家中医药管理局发布的《全国中医药统计摘编》为依据，对2006—2011年中医药高等教育投入趋势进行统计分析。

#### （一）设置中医药专业的高等院校

至2011年全国高等中医药院校46所，设置中医药专业的高等医药院校88所，设置中医药专业的高等非医药院校118所。2006—2011年全国高等中医药院校、设置中医药专业的高等医药院校和高等非医药院校机构数见表4-1。

表4-1　2006—2011年全国高等中医药院校、设置中医药专业的高等医药院校和非医药院校机构数　　（所）

| 年度 | 高等中医药院校 | 设置中医药专业的高等医药院校 | 设置中医药专业的高等非医药院校 |
|---|---|---|---|
| 2006 | 44 | 75 | 126 |
| 2007 | 47 | 89 | 134 |
| 2008 | 47 | 89 | 138 |
| 2009 | 46 | 94 | 137 |
| 2010 | 46 | 91 | 136 |
| 2011 | 46 | 88 | 118 |

## （二）高等中医药院校的规模

2011年全国高等中医药院校毕业生数118618人，招生数148213人，在校学生数490208人，预计毕业生数119122人。2006—2011年全国高等中医药院校毕业生数、招生数、在校学生数、预计毕业生数见表4-2。

表4-2　2006—2011年全国高等中医药院校毕业生数、
招生数、在校学生数、预计毕业生数　（人）

| 年度 | 毕业生数 | 招生数 | 在校学生数 | 预计毕业生数 |
|---|---|---|---|---|
| 2006 | 65278 | 100747 | 331510 | 78306 |
| 2007 | 86296 | 112212 | 377475 | 92303 |
| 2008 | 95692 | 119748 | 409038 | 102023 |
| 2009 | 103922 | 129358 | 435780 | 113141 |
| 2010 | 114079 | 144919 | 460939 | 115279 |
| 2011 | 118618 | 148213 | 490208 | 119122 |

## （三）高等中医药院校的外国留学生规模

2011年全国高等中医药院校招收外国留学生总数为1857人，在校留学生数5631人，当年毕（结）业生数2136人，授予学位数928人。与2010年相比，分别增加219人，减少229人，增加629人和增加135人（见表4-3）。

表4-3　2006—2011年全国高等中医药院校留学生基本情况（人）

| 年度 | 毕（结）业生数 | 授予学位数 | 招生数 | 在校学生数 |
|---|---|---|---|---|
| 2006 | 700 | 447 | 1319 | 3975 |
| 2007 | 1012 | 526 | 1552 | 4752 |
| 2008 | 1231 | 630 | 1693 | 4995 |
| 2009 | 1523 | 763 | 1465 | 5530 |
| 2010 | 1507 | 793 | 1638 | 5860 |
| 2011 | 2136 | 928 | 1857 | 5631 |

## (四)高等中医药院校教师规模

2011年,全国高等中医药院校教职工总数达37984人,比2010年增加了2042人。其中专任教师23492人,比2010年增加了1685人。专任教师学历构成有向高学历变化的趋势,对比两年构成,本科生减少2.3个百分点,由45.97%变为43.67%,硕士、博士分别由37.55%和14.70%增加到38.25%和15.64%(见表4-4)。

表4-4 2006—2011年全国高等中医药院校教职工数

(单位:人)

| 年度 | 合计 | 教职工数 | | | | | | | | 其他人员 | 其中 | |
|---|---|---|---|---|---|---|---|---|---|---|---|---|
| | | 校本部教职工 | | | | 科研机构人员 | 校办企业职工 | 其他附设机构人员 | 合计 | | 聘请校外教师 | 离退休人员 |
| | | 小计 | 专任教师 | 行政人员 | 教辅人员 | 工勤人员 | | | | | | |
| 2006 | 28510 | 24700 | 15877 | 3709 | 2768 | 2346 | 511 | 559 | 2740 | 14924 | 6490 | 8348 |
| 2007 | 31256 | 27610 | 18526 | 4025 | 2846 | 2213 | 400 | 505 | 2741 | 15557 | 5154 | 10312 |
| 2008 | 34176 | 29576 | 20014 | 4132 | 3023 | 2407 | 382 | 486 | 3732 | 16662 | 6057 | 10552 |
| 2009 | 35361 | 30656 | 21269 | 4188 | 2961 | 2238 | 295 | 669 | 3741 | 17828 | 6045 | 11748 |
| 2010 | 35942 | 31263 | 21807 | 4313 | 2974 | 2169 | 273 | 521 | 3885 | 18034 | 5935 | 12068 |
| 2011 | 37984 | 33205 | 23492 | 4362 | 3055 | 2296 | 277 | 464 | 4038 | 19857 | 7763 | 11966 |

## （五）研究生指导教师情况

2011年全国高等中医药院校研究生指导教师共计9448人。其中博士生导师763人，硕士生导师7825人，博士、硕士导师860人。比2010年分别增加了50人、392人和101人（见表4－5）。

表4－5 2006—2011年全国高等中医药院校研究生指导教师情况

（单位：人）

| 年度 | 合计 | 30岁及以下 | 31～35岁 | 36～40岁 | 41～45岁 | 46～50岁 | 51～55岁 | 56～60岁 | 61～65岁 | 66岁及以上 |
|---|---|---|---|---|---|---|---|---|---|---|
| 2006 | 5433 | 4 | 73 | 632 | 1719 | 1160 | 898 | 493 | 309 | 145 |
| 2007 | 6600 | 37 | 252 | 854 | 1989 | 1384 | 1119 | 559 | 285 | 121 |
| 2008 | 7166 | 4 | 118 | 739 | 2104 | 1691 | 1374 | 690 | 274 | 172 |
| 2009 | 8193 | 5 | 147 | 872 | 2282 | 2201 | 1498 | 763 | 264 | 161 |
| 2010 | 8905 | 3 | 145 | 971 | 2332 | 2480 | 1640 | 885 | 277 | 172 |
| 2011 | 9448 | 12 | 175 | 984 | 2100 | 3087 | 1630 | 945 | 313 | 202 |

### (六) 高等中医药院校资产情况

2006—2011年全国高等中医药院校资产情况见表4-6、表4-7。

表4-6  2006—2011年全国高等中医药院校资产情况（一）

| 年度 | 占地面积(m²) | | | 图书(万册) | | 计算机数(台) | |
|---|---|---|---|---|---|---|---|
| | 合计 | 其中 | | 合计 | 当年新增 | 合计 | 教学用计算机数 |
| | | 绿化用地面积 | 运动场地面积 | | | | |
| 2006 | 21289043 | — | — | 1917.64 | 266.71 | 35232 | — |
| 2007 | 20628553 | — | — | 2145.61 | 230.32 | 39487 | — |
| 2008 | 20658796 | — | — | 2299.22 | 166.25 | 43068 | — |
| 2009 | 21472554 | 6677878 | 1708215 | 2555.84 | 194.28 | 65300 | 48188 |
| 2010 | 22032722 | 6770345 | 1664106 | 2613.37 | 140.16 | 68216 | 50805 |
| 2011 | 24860331 | 7702829 | 1803633 | 2889.61 | 234.64 | 76532 | 59578 |

表4-7 2006—2011年全国高等中医药院校资产情况（二）

| 年度 | 多媒体教室座位数（个） | 语音实验室座位数（个） | 固定资产总值（万元） | | | | |
|---|---|---|---|---|---|---|---|
| | | | 合计 | 其中：教学、科研仪器设备资产 | | 其中：信息化设备资产 | |
| | | | | 小计 | 当年新增 | 小计 | 其中软件 |
| 2006 | — | — | 995591.43 | 193631.71 | 29843.67 | — | — |
| 2007 | — | — | 1126685.85 | 222980.50 | 29086.92 | — | — |
| 2008 | — | — | 1214696.93 | 252062.35 | 33466.56 | — | — |
| 2009 | 266641 | 17429 | 1269100.79 | 284505.90 | 29263.14 | 67252.55 | 4671.67 |
| 2010 | 286886 | 17517 | 1417029.26 | 321219.36 | 41282.32 | 74506.51 | 5417.47 |
| 2011 | 349099 | 17844 | 1519526.05 | 352961.94 | 40458.57 | 76596.14 | 6005.63 |

### （七）高等中医药院校信息化建设情况

2009—2011年全国高等中医药院校信息化建设情况见表4-8。

**表4-8 2009—2011年全国高等中医药院校信息化建设情况**

| 年度 | 上学年度信息化经费投入（万元） 合计 | 其中 建设经费 | 其中 运行经费 | 网络信息点数（个） 合计 | 其中：无线接入 | 校园网出口总带宽(Mbps) | 电子邮件系统用户数（个） | 管理信息系统数据总量(GB) | 数字资源量(GB) 小计 | 其中：电子图书 | 信息化培训人次（人次） | 信息化工作人员数（人） | 上网课程数（门） |
|---|---|---|---|---|---|---|---|---|---|---|---|---|---|
| 2009 | 9228.74 | 6996.89 | 1859.32 | 181305 | — | 15146 | 40733 | 17915.16 | 305370.09 | 110065.13 | 41845 | 521 | 1562 |
| 2010 | 8226.16 | 5826.54 | 2097.62 | 176438 | — | — | 43022 | 16152.81 | 187514.02 | 99789.67 | 36401 | 606 | 1691 |
| 2011 | 9151.87 | 6897.77 | 2027.55 | 189958 | 3030 | 16447.00 | 40316 | 16836.67 | 992898.62 | 627064.72 | 18082 | 2037 | 2279 |

第四章 中医药高等教育投入现状

## （八）高等中医药院校房屋面积情况

2006—2011年全国高等中医药院校房屋面积情况见表4-9。

表4-9 2006—2011年全国高等中医药院校房屋面积情况

（单位：平方米）

| 年度 | 合计 | 学校产权建筑面积 | | | 正在施工面积 | 非学校产权建筑面积 | | |
|---|---|---|---|---|---|---|---|---|
| | | 危房 | 当年新增 | 被外单位借用 | | 小计 | 独立使用 | 共同使用 |
| 2006年 | | | | | | | | |
| 教学及辅助用房 | 8984654 | 15344 | 815059 | 27499 | 924020 | 834213 | 533924 | 300289 |
| 行政办公用房 | 3826524 | 7011 | 407723 | 0 | 494380 | 323407 | 139112 | 184295 |
| 生活用房 | 584347 | 0 | 74572 | 0 | 26483 | 38556 | 18987 | 19569 |
| 2007年 | 3261543 | 5839 | 331058 | 27499 | 268437 | 472250 | 375825 | 96425 |
| 教学及辅助用房 | 9494325 | 4636 | 677071 | 27499 | 799399 | 1575694 | 729490 | 846204 |
| 行政办公用房 | 3962606 | 3788 | 292145 | 0 | 455782 | 969147 | 341383 | 627764 |
| 生活用房 | 620228 | 0 | 11536 | 0 | 17998 | 110471 | 43898 | 66573 |
| 2008年 | 3453693 | 848 | 246861 | 27499 | 121875 | 496076 | 344209 | 151867 |
| 教学及辅助用房 | 9308244 | 37671 | 172277 | 27499 | 539600 | 1969663 | 1516655 | 453008 |
| 行政办公用房 | 3952554 | 8429 | 88175 | 0 | 397769 | 1183669 | 944900 | 238769 |
| 生活用房 | 579094 | 348 | 490 | 0 | 34936 | 146242 | 79669 | 66573 |
| | 3366579 | 22716 | 69782 | 27499 | 87346 | 639752 | 492086 | 147666 |

续表

| 年度 | 学校产权建筑面积 | | | | 正在施工面积 | 非学校产权建筑面积 | | |
|---|---|---|---|---|---|---|---|---|
| | 合计 | 危房 | 当年新增 | 被外单位借用 | | 小计 | 独立使用 | 共同使用 |
| 2009年 | 9744805 | 28186 | 199765 | 9983 | 553146 | 1689963 | 1015495 | 674468 |
| 教学及辅助用房 | 4336569 | 4801 | 137526 | 0 | 401629 | 1006993 | 488795 | 518198 |
| 行政办公用房 | 642933 | 0 | 5598 | 0 | 20628 | 82594 | 74193 | 8401 |
| 生活用房 | 3457950 | 23385 | 52430 | 9983 | 115551 | 600376 | 452507 | 147869 |
| 2010年 | 9795340 | 23550 | 144027 | 34518 | 577721 | 1494140 | 980921 | 513219 |
| 教学及辅助用房 | 4368539 | 13812 | 68758 | 0 | 383129 | 837491 | 436538 | 400953 |
| 行政办公用房 | 650013 | 5032 | 5287 | 930 | 64449 | 55850 | 49088 | 6762 |
| 生活用房 | 3406641 | 4706 | 69820 | 33588 | 130143 | 600799 | 495295 | 105504 |
| 2011年 | 10683952 | 29977 | 703308 | 27499 | 1004596 | 1606116 | 1053189 | 552927 |
| 教学及辅助用房 | 4867436 | 22007 | 430148 | 0 | 540802 | 993461 | 541084 | 452377 |
| 行政办公用房 | 637943 | 7564 | 24070 | 0 | 29844 | 67642 | 60880 | 6762 |
| 生活用房 | 3601490 | 406 | 224674 | 27499 | 279118 | 540268 | 446480 | 93788 |

## 二、中医药高等教育投入不足之处

一是对中医药高等教育的重视不够、认识不统一。没能充分认识中医药高等教育在我国医药卫生事业发展中的特殊性地位，中医药政策法规和制度的保障不足，影响了中医药高等教育的发展和中医药高等教育特殊性的充分体现。

二是中医药高等教育基础薄弱，投入不足。长期以来，中医药高等教育办学条件较差，特别是近些年来办学规模不断扩大，教学、实践、实验、研究及其他配套设施紧张，不能满足实际教学需要，整体办学条件落后于国内其他院校；教师队伍总量不足，特别是结构性短缺现象十分突出，公共基础课教师普遍短缺，一些新设置专业的授课教师更为缺乏，整体水平与素质不能完全适应中医药高等教育的快速发展；内涵建设跟不上规模发展的速度，尤其是经济欠发达地区，中医药高等教育发展不平衡状况尤为严重。

三是投资环境、机制与中医药高等教育不相适应。由于中医药高等教育投资单一，缺乏多渠道的融资途径与机制，导致中医药高等教育经费不足，在一定程度上制约了中医药高等教育的发展。

四是中医药高等教育结构不尽合理。院校基础教育与中医药继续教育的连续性尚有待进一步完善；中医药精英教育亟待加强；尚未建立专业设置与社会对接的良性运行机制；教育层次发展不够平衡，民族医学教育还比较薄弱。

五是中医药人才培养继承不足，创新不够。

六是中医药对外教育尚缺乏统一的办学标准。

# 第五章 国外高等教育投入机制

高等教育的发展始终离不开国家财力的支撑，随着社会的进步和经济的发展，教育的社会经济功能得以充分显示，教育投入逐渐演变为一种自主的人力资源投资行为，从而形成了国家、社会团体、个人等多元化的教育投资行为。经济全球化的推进与知识经济的发展，使社会各界加深了对高等教育重要性的认识，并进一步加快了世界各国高等教育的发展。20世纪末以来，世界范围内高等教育得到了前所未有的发展。据估计，目前全球大学生已超过一亿人。高等教育规模的扩大无论在发达国家还是发展中国家都是非常突出的。然而，伴随高等教育规模的扩大，各国的高等教育经费方面却面临着很大的困难。因此，各国都在对高等教育的经费筹措、拨款方式和财政监督等问题进行改革，以适应本国高等教育发展的需要。

我国公共财政建设的重要核心议题是高等教育财政投入，深入考察其他国家的相关经验与成果，对本国高等教育的发展、高层次人才的培养以及教育财政的改革都具有积极且深远的战略意义。其中美国、日本、英国、印度、法国等国家的高等教育投入机制对我国具有一定的借鉴意义。

## 第一节 国外高等教育投入机制概况

### 一、国外高等教育管理机制类型

**1. 集权型**

即教育经费的80%以上由国家负担,高等教育的管理权限主要集中在中央政府。实施这一类型的代表国家有法国、芬兰、丹麦、伊朗、古巴等。

**2. 分权型**

即中央政府只起监督的作用,地方政府才是高等教育的管理主体和投入主体。这方面的典型代表是美国。韩国、加拿大的高等教育管理机制也属于这种地方分权类型。

**3. 集权和分权结合型**

即中央政府对高等教育进行宏观管理,地方政府具体负责对高等教育的管理,国家拨款、地方政府和社会投入共同负担教育经费。该类型以日本、英国、印度、印度尼西亚等国为代表。

### 二、国外高等教育投入模式

从一个国家的高等教育财政体制中也可以看出其高等教育投入方式,根据世界各国高等教育财政体制,投入方式大致可分为3种模式:

**1. 低收费公立高校为主的欧洲模式**

这种模式的特点可以概括为以公立高校为主,私立高校为数极少。中央与地方政府为公立高校提供教育所需经费,政府部门通过独立的高等教育基金委员会向各高校拨款,而对学生收取的学费很低,甚至免费。这一模式以英国为典型代表。

**2. 高收费私立高校为主、低收费公立高校为辅的东亚模式**

这种模式的特点是私立高校在高等教育中占主导地位，它承担了国家高等教育普及化、大众化的历史任务，其经费主要来源于向学生收取的高额学费，政府只给予适当的财政资助。中央政府主要对国立大学拨款，地方政府负责公立院校的拨款。日本是这一模式的典型代表。

**3. 高收费私立高校与低收费公立高校并重的美国模式**

这种模式在公平与发展速度之间取得了较好的平衡，其主要特点是公立高校与私立高校在国家高等教育事业中具有同等重要的地位，财政拨款是其主要的经费来源，其中公立高校的教育经费主要来自联邦政府、州政府和市政府三级财政，州政府财政拨款占相当大比重，学费在其教育经常性支出中只占较小的比例。此外还有来自社会捐助，基金会、校友会等的捐助。私立高校的经费主要来自学费，也有部分来自社会捐助、科研经费、校产经营的收入和政府少量的资助。

## 第二节 美国高等教育投入机制

美国作为目前世界经济发达国家的龙头，以其雄厚资金支撑着全球普及率最高、最庞大，同时也是花费最大的高教体系。美国的公共教育经费在其 GDP 总值中占有一定的比例，而教育经费总量中高等教育经费占有相当的比重，不论从高等教育投入的绝对额还是所占比例的相对数上看，美国都居于世界领先地位。美国拥有一流学府的数目众多，其高等教育水平举世闻名，这些均得益于其完善的高等教育投入机制。美国高等教育发展 200 多年来，已具备了较为完备的投入机制。研究美国高等教育投入机制，对我国高等教育经费来源多元化改革乃至我国的高等教育改革都具有重要的启示和借鉴意义。

## 一、美国高等教育投入方式

美国除了是当今世界最大的经济体外，也是典型的财政联邦制国家，其高等教育投入方式以显著的联邦制分级体制为特征。美国高等教育投入实行三级管理系统，以地方、州政府管理为主，实行联邦政府、州政府、地方政府三级复合管理的教育投入方式。

美国联邦政府下设教育部，对高校提供经费资助、宏观指导和咨询服务，州政府手中掌握着相当大的事权和财权，形成以州政府管理为基础的高等教育管理体制。教育部下设的"中学后教育办公室"主要负责使用和管理奖学金、助学金和相关贷款，并设立资助项目鼓励各州高校进行改革和创新，而大部分科研经费是由多个联邦政府机构共同负责管理和拨付的，如健康与人类服务部、全国国家宇航局、科学基金会、农业部、国防部等。

美国各州的高等教育相关事宜由本州政府独立管理，各州政府拥有对高等教育的立法权，同时为本州公立高等学校提供教育经费，还成立了对高校行使拨款权和监管权的相关管理委员会。由于美国社会结构多元化的特点，各州之间的教育模式及教育财政管理体制存在较大差异，而这种三级管理系统更适合美国的国情以及教育的发展。

## 二、美国高等教育投入渠道

美国高等教育经费筹措的主要特点是渠道多元化，主要包括联邦、州、地方三级政府的财政投入，学生缴纳的学杂费，大学通过社会化市场服务获得的销售收入和服务收入，捐赠收入及其他收入，其中以联邦、州、地方政府的拨款为主体。

此外，由家庭分担的学杂费也是美国高校经费的一个重要来源。这些来源的渠道可归纳为四大类：学费和其他费用、各级政府的各种经费、私人的各种捐赠、学校自己的销售收入和服务收入。

(一) 联邦、州、地方政府拨款

美国是一个实行自由市场经济的国家，社会各方面主要由市场供给来调节，高等教育的发展也不例外，如招生、就业、高等学校的规模、课程的设置和科研课题的研究也主要取决于市场的供求。但是美国政府也认识到，如果完全听任市场的供求来左右高等教育的发展，则有可能危及国家利益。经过了上百年的努力发展、创新和改革，美国联邦政府对高等教育财政拨款形成了如今的体制，联邦政府对高等教育承担的责任开始减少，高等教育财政拨款开始走上注重质量优先的发展阶段，同时服从于国家优先战略，并且在市场化与国家干预交互作用中趋于稳定。

虽然美国高等教育的政府财政拨款体制在不断的演化，但是政府始终是高等教育财政来源的主要提供者，在美国高等教育经费投入与筹措中发挥着巨大的作用，尤其对公立高等教育机构而言，其经费的最大来源则是各级政府的财政拨款。虽然近年来美国联邦政府对高等教育承担的财政责任开始减少，但是高等教育经费的主要来源仍是财政拨款。美国政府对高等教育的拨款实行包括联邦、州、地方在内的三级政府的复合拨款。

一般来说，美国高等教育的拨款主要包括教育经常性拨款、资本性拨款和专项拨款。其主要做法大致与中国的"综合定额拨款+专项补助"方式相类似。教育经常性拨款主要采用公式拨款法、合同拨款法、协商拨款法和增量拨款法（其中公式拨款法最为常用）。就一般情况而言，公立大学的经费50%以上来自政府财政拨款，私立大学也有30%左右的经费来自财政拨款，联邦政府高等教育经费投入一般占整体的12%左右，美国以联邦、州、地方三级政府为主体的财政拨款一方面，由于美国的教育权限在州和地方，州政府对自己管辖的大学，不论是公立还是私立均有资助的责任。但是州政府资助的主要对象是公立大学，对私立大学的资助相当有限。州政府保证本州公立大学40%~60%的经费，私立大学则主要依据对学生的助学金和奖学金给予补贴。

另一方面，由于美国是个教育高度自治的国家，各州的贫富程度、税收政策和教育法规都不尽相同，因而各州之间资助的差别很大，各州所得的资助款额也大相径庭。美国50个州都给本州的高等院校进行拨款，支持其办学。例如，缅因州有7所院校，夏威夷州有10所院校，加州有130余所院校（包括加利福尼亚大学的9个分校、加州大学的20个分校以及100余所两年制的学院），所有这些院校都是由本州政府拨款资助的。

州政府资助公立院校的基本方法主要有六个，分别是统一拨款模式、基金计划、力量平衡计划、担保税计划、学生为主计划、择技和凭证计划。这些方法多数是综合起来使用，也有单一使用的。另外，地方政府的高等教育经费主要用于社区设立（或以地方为主设立的）的社区学院或技术学院。对其给予适当资助，用以提供低学费的两年制学位教育。

## （二）学杂费

美国教育投入机制改革的有效措施之一便是提高学杂费数额，学杂费占高等教育总经费的比例越来越高。学杂费又称"学生教育费"，通常是指学校为学生提供教学服务所收取的款项和作为相关服务而收取的费用。除了包括狭义的学费外，学杂费还包括住宿费、膳食费、申请费、停车费、注册费、成绩单费、学生活动费等一系列杂费。学杂费是美国私立高校最为重要的收入来源，在私立高校的各项收入中位居首位。

**1. 私立高校学杂费的特点**

私立高校的学杂费具有以下特点：

（1）收费标准与公立高校不同　由于公立高校的办学经费大部分来自政府拨款，因此收费很低。

（2）每年的收费标准不同　随着经济水平的不断提高，私立高校的学杂费也呈现出逐年增长的趋势。

（3）声望高与声望低的学校收费标准不同　越是声望高的私立高校收费越高，如哈佛大学、普林斯顿大学、斯坦福大学等，反之声望低的私立高校收费也相对较低。

**2. 奖学金与贷款**

实际上，美国学杂费的收费政策属于相对温和的。尽管近年来学杂费的收费标准有所提高，但仍在多数家庭所能承受的范围之内。私立高校的收费标准占人均经费成本不足50%，即便像耶鲁这样的私立大学，向学生收取的费用也只占学校整个经费收入的14%。况且，私立高校的学杂费除了来自家庭外，学生还可以通过兼职工作、奖学金以及申请贷款来缴纳。美国政府每年会提供一定规模的经费来资助学生以减轻其压力。凡是符合条件的学生，都可以向联邦和州政府申请奖学金和贷款，学校也为学生提供各种资助。

美国为学生提供的奖学金与贷款有很多种类，公立大学与私立大学的学生均可以享受。其中奖学金主要有佩尔奖学金和补助教育机会奖学金，贷款主要有帕金斯贷款、斯坦福贷款、直接贷款和大学生家长贷款等。

（1）奖学金种类

①佩尔奖学金（Pell）：原来叫做"基本教育奖学金"，由1973年《高等教育法修正案》设立，面向来自低收入家庭、在任何一所政府认可的大学就读的学生。这是美国目前最主要的奖学金项目。

②补助教育机会奖学金（SEOG）：该奖学金由1965年的

《高等教育法》设立,资助"特别困难的"大学生。

(2) 贷款种类

①帕金斯贷款(Perkins):又名"国防学生贷款",由1958年的《国防教育法》设立。由学校和联邦共同提供,学校提供25%并负责具体实施,利息为5%,学生在校期间不付利息,贷款在离校10年内还清。这种贷款也有限额,本科生每年最高3000美元,累计不超过15000美元。研究生(包括本科阶段在内)累计不超过30000美元。

②斯坦福贷款(Stafford):又名"担保学生贷款",根据1965年的《高等教育法》设立。由政府担保,商业银行提供资金借贷,分"政府贴息"和"个人贴息"两种。这种贷款的限额是:一年级本科生最多为2625美元,二年级为3500美元,三年级以上为5500美元。研究生最高限额为8500美元。

③直接贷款(Direct Loan):是作为学生贷款改革项目提出来的,于1994年开始实施,由联邦教育部作为借贷方直接贷款给学生,学生毕业后直接将贷款还给教育部。

④大学生家长贷款(PLUS):设立于1980年,也是由政府担保,由父母向商业银行借贷,但利率低于普通商业贷款。

其中,斯坦福贷款是受资助学生最多的贷款。

(三) 服务与销售收入

在美国的私立高校中,服务与销售收入是仅次于学杂费的第二大收入来源,主要是学校利用自身的科技、设备、校产、设施和智力等优势开展对外服务与销售所得的收入。

**1. 科学研究收入**

在美国,无论是公立还是私立学校,科学研究经费收入或研究成果转让收入(一般不直接兴办产业)都是十分重要的收入。它不仅在学校经费中占有较大比重,同时也能彰显学校的研究能力和水平。研究经费除了向联邦、州、地方政府申请课题或签订研究合同外,大企业、大公司也会以合同招标等形式提供大学研究经费，进行基础研究与产品开发等。大量的研究经费，不仅支持了学校的科研活动，活跃了学术气氛，也为学校提供了大量的仪器设备。美国高校还利用自身优势，通过开展校企间的合作研究，为企业培训人才并提供咨询服务；或在双方自愿的前提下，进行合作研究和开办合作研究中心、工程研究中心、研究院等。

美国的大学除了是传授知识、培养人才的高等学府，还是从事科学研究的主要场所。自20世纪70年代以来，美国高校与企业在科研上的合作获得了更多的经费以供研究之用，这类合作有利于增强大学的物质技术基础，提高大学的教学质量，并解决了部分大学生毕业以后的工作安置问题。美国的公司企业从利用基础科学以解决新的生产实践和提高生产的知识密集角度出发，对与大学科研合作也显出极大的兴趣。对美国政府来说，竭力支持双方的科研合作，企业增加了对大学的科研资助，减轻了政府的一些负担。为此，美国政府从1978年开始实行"企业大学合作研究计划"，并采取措施为双方创造良好的环境。

企业与大学科研合作有多种形式，大致可以分为以下三种：

一是企业资助大学科研。企业与大学签订的科研合同11%来自于这类合作。它主要有提供资金援助、企业以赠予方式向大学转让科研设备和企业支付薪俸的教学或研究职位三种形式。

二是企业与大学联合研究。这是大学与企业科研合作的主要形式，一般占双方合同数的60%。可分为合同联合进行研究、按专项补贴联合进行研究、专项联合研究计划、研究联合体、企业－大学研究中心研究所和设备综合体等形式。

三是大学参与企业的科研。

## 2. 校产经营销售收入

主要包括由学校举办经营的公寓、饭店、附属医院、书店、体育场馆、影剧院、设备、房地产等按照市场价值规律，通过为师生提供服务以及其他方式所取得的收入。这项收入在一些基础设施好以及历史悠久的私立高校中颇为可观，这与我国高校"一切包下来"的做法有非常明显的区别。这些项目的收费标准由学校自行确定，对于学校内的师生并不强求其必须租用或使用学校的这些设施条件。另外，在美国的私立高校还会通过出售教学软件、录音带、录像带、印制品等增加学校收入。

### （四）教育捐赠

美国高等教育的捐赠历史相对悠久，哈佛大学、斯坦福大学、康乃尔大学、耶鲁大学等著名高校都是由私人捐赠的。其中哈佛大学是由1777年哈佛捐赠的300卷文献资料与800英镑捐款开始建立的。斯坦福大学是19世纪80年代参议员李兰德·斯坦福为纪念自己早逝的儿子而捐资建立的。康乃尔大学是由企业家埃兹拉·康乃尔捐赠校园用地以及50万元资金建立的。耶鲁大学是在1718年，人们为了感谢英国商人伊莱休·耶鲁对学校的慷慨捐赠，决定将学校的名字改为他的名字。近年来，美国高校接受捐赠的范围逐渐扩大，已经由本土扩大到世界范围。由于诸多个人与企业将巨额资金捐赠给高校，使得捐赠收入也成为美国教育经费的重要来源之一，尤其是私立高等院校，其整个教育经费的10%左右来自于捐赠收入。

根据捐赠方式的不同，捐赠大致可以分为"直接捐赠"（direct giving）和"计划或延期捐赠"（planned or deferred giving）两种形式。直接捐赠是指捐款人承诺捐助或大学收到捐款之间只经历极短暂的时间；计划或延期捐赠则指捐款人承诺在一段时间后捐赠。

不论是直接捐赠还是计划捐赠,其形式都是多变的,常见的捐赠形式有现金捐款、增值证券捐赠、不动产所有权捐赠、有形资产捐赠、寿险捐赠、信托捐赠、企业对等认捐等。

美国高等教育投入到州及地方政府中的公立和私立高等院校的经费相差悬殊,对公立院校的投入远远高于对私立院校的投入,不过近年来对私立高等院校的经费投入呈上升趋势。其中私人机构对私立高等教育经费投入比对公立高等院校的投入要多。总之,美国高等教育无论是公立还是私立院校,其学费和其他费用的投入一般都成为它们经费的主要来源,私立院校中所占比例要大于公立院校。

## 第三节 英国高等教育投入机制

英国是世界上最早实行高等教育拨款基金制的国家之一,政府向各高校拨款主要是通过独立的专门性机构,即高等教育基金委员会。按地区分布,英国分别成立了英格兰、苏格兰、威尔士高等教育基金会,负责大学及高等教育机构的经常性科研经费与教学经费的分配。高等教育基金会是不隶属于英国教育与技能部的半官方机构,但高等教育基金会必须定期向教育与技能部汇报工作,在与该部部长进行大学经费需求讨论的同时,也要提供相应的分配方案,而教育与技能部对高等教育基金会的决策,则给予一定程度的信任、理解与尊重。尽管如此,仍然需要议会投票表决之后才能最终确定政府预算对高等教育的实际拨款金额。当议会决定拨款后,高等教育基金会和教育与技能部将通过备忘录来规范彼此间的权利与义务。各大学则需向基金会提出学校发展规划及相关建议,还要提供资金运用的相关情况。

## 一、英国高等教育投入渠道

目前,就总体而言,世界各国高等教育经费呈现出日渐紧张的情况,而英国高等教育依然生机勃勃充满活力,这与其具有比较充足的高等教育经费有着密不可分的关系。英国高等教育经费主要来自以下几方面：财政拨款、科研经费、"第三类"经费、学费收入、民间捐赠以及外国留学生收入等方式,其中财政拨款为主要的投入方式。

### (一) 财政拨款

财政拨款是英国大学教育经费的主要来源,其中最重要的是由高等教育基金会确定的大学基金。该基金会采用竞争性的"核心拨款+边际拨款"方式来分配大学基金。此外,高等教育基金会还设有专项拨款,用于资助各院校的特别计划与项目。对各大学的科研经费则通过所谓的"双重科研拨款制度"进行。所谓双重科研拨款制度通常将政府的科研拨款分为经常性拨款和项目拨款两部分。在经费分配上充分重视研究成果的质量,每隔四至五年进行一次综合评价,根据评分等级决定拨款数额。基金会对大学科研工作的资助主要针对科研项目,包括科研项目拨款、奖学金资助、向高校提供科研设施。

英国的高等学校有许多传统的大学,最具代表性的有"二战"后发展起来的多科技术学院。20世纪70年代以前,英国政府虽然只向传统高等教育机构提供经费,但是对其如何使用这部分经费并没有提出具体要求,具体的要求是随着政府向高等学校提供经费的增多才提出的。

到20世纪80年代,政府成立了具有法人地位的基金会,以管理政府提供给高等教育机构的经费。英国实行"双重制"高等教育体系后,多科技术学院成为与英国的高等学校平行的教育机构。在多科技术学院等高等教育机构脱离地方教育部门管理后,政府建立了与大学基金会职能一样的多科技术学院等高等教育机构基金会，专门负责向多科技术学院等高等教育机构提供经费。1991年英国教育和科学部发表了名为《高等教育：一个新的框架》教育白皮书，决定把向大学提供经费的基金会和向多科技术学院提供经费的基金会合并，建立一个统一的向高等学校提供经费的基金会，由它负责对大学以及多科技术学院等高等教育机构的经费管理。

英国政府支持高等教育发展主要通过两种方式实现：一是对高等学校学生提供奖学金、助学金和贷款；二是提供科研经费。为了扩大高等教育的就学机会，从1962年以来，英国政府对全体在校全日制学生免收学费，并提供一定补助。不过政府从1990年开始实行贷款制度，主要是为了缓解随着高等学校学生数量的增加，政府提供助学金的负担越来越重的问题。

英国政府对于高等教育的拨款主要通过英国高等教育拨款委员会来发放，其在高等教育投入来源中一直处于主导地位。英国高等教育拨款委员会以教学经费和科研经费两种方式分配大部分经费，小部分经费则通过特别经费的形式分配。在分配教学经费和科研经费时主要按照定期进行的教学评估和科研评估水平进行，教学评估和科研评估水平高的学校所分配的经费更多，从而保证了经费使用的效率。

（二）科研经费

申请科研资助是英国高等教育经费的又一主要来源。科研经费的来源渠道包括：一是由政府下属的科学、农业、医学、自然环境、经济与社会五个研究委员会设置的研究奖学金；二是通过申请课题获得的由政府机构提供的研究资助；三是慈善基金。高校除了从政府机构申请获得科研经费外，还可以与其他大学、企业、公司等合作获得科研经费。

政府提供的科研经费是由高等教育拨款委员会下发的，高等教育拨款委员会分配的科研经费体现了政府对科研的双重支持。拨款委员会的拨款是科研专项经费，几乎所有科研经费的划拨都与最近一次科研水平评估的结果有关,其中经费划拨的多少由研究的质量决定。在英国大学开展研究质量评估主要有两个目的:一是确保公共资金使用的责任心和透明度;二是拨款委员会可以有选择地向研究质量高的大学或学院增加拨款。科研评估4~5年开展一次,以了解各大学或学院的研究质量。科研评估采用同行评审的方式,由各领域资深专家进行,最后根据他们的专门知识、专业技能和专家经验做出评判。拨款委员会根据评判结果向各大学或学院分配科研资金,研究质量高的学院获得的相应拨款就越多。

为了增强高等教育机构面向生产实际开展科学研究的积极性与主动性,促进产业界科技的进步和管理水平的提高,英国政府还组建了全国性的教学公司,组织和协调高校与企业之间的合作,与此同时还建立了以大学为依托的科学园。在科学园中,由大学的科技人员与企业合作开展高科技方面的应用研究,以促进企业的发展。这种合作可以达到双赢的效果,在增强高校科研能力的同时,还可以促进企业生产技术水平的提高,双方均可获得一定程度的利润。

(三)"第三类"经费

所谓的"第三类"经费是指通过大学与政府、工商界合作直接为社会服务所获得的资金。近年来,英国政府鼓励大学发展"第三类"经费,即培养大学满足工商界和社会其他团体需要的能力。自1999年以来,"第三类"经费的计划种类不断丰富,有些计划来自高等教育拨款委员会,有些来自大学和政府部门开展的合作项目。英国政府在全国范围内大力支持校企合作,把这种形式作为除教学和科研以外的"第三类"公共投入渠道。1999—2000年期间,"高等教育走向企业、走向社区"计划在英格兰和北爱尔兰开始实施。2001年,这一计划被纳入第一轮高等教育创新基金,并于2003年7月结束。2002年设立了高等教育活动社区基金,这一计划为在贫困地区服务以及与不以营利为目的的组织合作的志愿者（任何学科的教职员工和学生）提供支持。

（四）学费收入

在英国高等教育经费来源中，本土学生的学费所占比例很小，每学年大约在1000英镑左右，大大低于外籍学生。大约65%的学生能得到全额助学金，而且部分学生还能从当地政府获得全额或部分奖学金。此外，学校还在住宿方面给予补贴，这也是英国作为福利国家的重要特征之一。近年来，受高等教育财政危机波及、高等教育公共经费投入比例减少、学生负担的费用结构变化的影响，英国政府明确提出，要逐步增加个人在高等教育中负担的比例。1991年，英国启动了高校经费投入体制改革，实施"补偿性贷款"计划，在"无息""无需担保""以收入还贷"等优惠条件下，以贷款取代了奖学金。

英国收取学费开始于1998年，大学生一般每年要交纳1125英镑的学费，从而结束了英国高等教育不收学费的历史，但是家庭年收入低于20000英镑的大学生可以免交学费。自1998年实行大学入学收费制度后，按照英国2004年通过的《高等学校学费改革草案》，从2006年起英格兰和威尔士的大学可以根据专业要求上调学费，不过缴费方式可以毕业税的形式延迟付款，但所有学生在未来年收入达到15000英镑时必须交费。这一改革可以增加高等学校的经费来源，弥补国家财政短缺，意味着英国高等教育正向着市场化的方向发展。

（五）民间捐赠

近年来，由于英国经济状况不景气，国家财力难以跟上高等教育的快速发展，为了解决经费减少带来的一系列问题，政府鼓励高校自寻出路，筹集办学资金。各个高校积极争取民间捐赠，为学校增加了一笔额外经费。英国社会各界对大学的捐赠，呈现日益上升的趋势。捐赠者往往以获得某些研究成果或共享某项知识产权为条件,这种互惠交换式的捐赠是英国教育经费筹集的重要特色之一。牛津大学和剑桥大学下设的各学院的经费也主要来自大财团和社会各界的捐赠。其他的大学得到的捐助款占总经费收入的比例基本上保持在3%左右。从近几年的数据看,捐赠收入占高等教育经费来源的比例有所下降,相比高等教育总经费的增加,其比重越来越低。

## (六)外国留学生收入

随着经济的全球化和高等教育的国际化初露端倪,大力开拓留学生市场几乎成为欧盟国家的共同战略。英国作为世界上高等教育发达国家之一,加上拥有英语这一世界通用语言的独特优势,一直是世界上主要接受外国留学生的国家之一。近年来,英国大学本土生源普遍不足,特别是理科学生日趋减少。因此,从政府到学校都非常重视招收海外学生。这样既可弥补因政府减少教育经费造成的经费不足,又可以自由支配留学生所缴的学费。

在英国,向留学生收取的学费带有一定的任意性。目前,英国对非欧盟学生的收费是本国和欧盟学生的两倍以上,非欧盟学生的本科生学费在每年8000英镑,如剑桥大学本科第一年学费,本国和欧盟学生是2940英镑,海外学生分别为8088英镑(艺术类)、10596英镑(科技类)、19614英镑(医学)。目前,英国在校大学生中的外国留学生比例已超过15%,每年可获得大约15亿美元以上的经济收入,是同期煤、电、天然气出口总额的两倍多。如果加上外国留学生的日常开销,英国通过教育产业化的创汇收入更为可观。

## 二、英国政府对高等教育的拨款模式

英国政府对高等教育的拨款模式有公式拨款、合同拨款、专项拨款、基数拨款、"核心拨款+边际拨款"等几种。

**1. 合同拨款**

合同拨款分为教学拨款和科研拨款，公式拨款也分这两种。教学拨款是根据全国各大学的国家计划招生数确定的；科研拨款则分为科研发展拨款、科研质量拨款和科研合同附加拨款三个部分来确定拨款数额。合同拨款是以高等教育拨款委员会通过招、投标方式向高等学校提供资金，中标者与高等教育拨款委员会签订拨款合同。

**2. 专项拨款**

专项拨款的主要对象是那些不便用公式拨款的教学、科研及与之相关的活动。专项拨款的范围包括：国家战略优先领域、全国性基础设施建设、指定用途的基建投资项目等。

**3. 基数拨款**

基数拨款是根据大学招生基数并在招生基数之外的部分设立发展学额，由各大学竞争获得。这种模式的实行是为了在分配拨款时引进竞争机制，以使大学通过竞争降低生均开支，提高拨款使用效率。

**4. 核心拨款＋边际拨款**

"核心拨款＋边际拨款"是先根据政府规定的一系列指标，然后以高校上一年度获得的拨款数额为基础来确定核心拨款，边际拨款主要是为高校扩招的学生提供经费，无论是核心拨款还是边际拨款都要根据高校近期的经费使用效率表现通过竞争确定。

## 三、政府和高等教育拨款委员会的责任

英国政府对高等教育的拨款是通过独立的高等教育拨款机构为中介实行的。它将英国的高等教育纳入统一的拨款体系，涵盖了老牌大学、城市大学、多科技术学院以及高等教育里的普通和专门的学院等。在英国，有四个高等教育拨款机构，即英格兰高等教育拨款委员会（HEFCE）、苏格兰高等教育拨款

委员会（SHEFC）、北爱尔兰就业与学习部（DEL）和威尔士高等教育拨款委员会（HEFCW）。

高等教育拨款委员会由议会成立并对它负责，其主要责任为：①分配教学和科研资金；②拓展渠道和增进参与；③保障公共资金的正常使用；④促进教学与科研质量的提高；⑤告知学生有关高等教育的质量；⑥根据高等教育的需求向政府提供建议；⑦鼓励企业、外部社会团体与高等教育机构共同发展。

高等教育拨款委员会拨款时要与接受拨款的大学签订一份财政备忘录，以规定大学获得和使用政府拨款所必须遵守的条件。

## 四、英国高等教育投入的特点

1. 英国教育经费由中央和地方共同负担，其中地方政府负担大部分教育经费，中央只对地方教育经费提供相应的补助。

2. 教育财政立法包含在普通的教育法之中。由于所属法系、立法传统和习惯的差异，英国没有制定专门的教育财政法，有关教育财政的内容都包含在其他的教育法之中。教育财政作为教育立法内容的一部分，成为国家加强对教育改革与管理的手段。

3. 根据学校类型的差异，经费来源也有所不同。公立院校的经费主要来自地方政府，学费、私人捐款和其他资助则成为私立院校的主要经费来源。

# 第四节 日本高等教育投入机制

## 一、日本高等教育经费管理模式

第二次世界大战使日本经济陷入瘫痪，战后日本经济在一片废墟上重建并取得巨大的成绩,完成了经历一个多世纪的"赶超欧美工业先进国家的任务",跻身于世界高度发达国家的行列。日本经济的高速增长堪称"奇迹",究其原因是多方面的,但这与日本政府重视教育、重视教育投入是分不开的。

日本政府由中央、都道府县和市町村三级组成,实行地方自治。财政体制与其政权结构相适应,实行财政联邦主义,即一级政府一级财政,各级财政只对本级政府负责,预决算由本级议会批准,独立征税,上下级财政间不存在行政和业务上的管理关系。相关法律对三级政府间财政职能配置和财权的划分都做出了明确的界定,政府一切财政收支活动均纳入了法制化管理轨道。

日本高等教育属政府主导型,并实行中央和地方两级管理,各级各类高等教育机构都必须遵循国家制定的相关教育法规、政策。

日本中央政府的教育财政主要包括国立学校的设置与管理所需要的费用、对地方教育经费的补贴、资助私立学校、文部省和国立教育研究所等机关的行政开支、奖学金和教育贷款等费用。地方教育财政主要负责地方上的公立大学、中学、小学、幼儿园和公共教育设施的设置、管理所需要的费用,对地方各公立学校中的教职员工的工资津贴等进行补助。地方两级政府主要教育行政机构分别为都道府县知事、市町村长和与之对应的教育委员会,都道府县知事和市町村长每年向议会提交教育预算案,取得教育资金,执行处理预算。

## 二、日本高等教育投入渠道

在日本教育经费来源中,政府拨款是主要渠道,另外学费、校产收入和捐赠收入也是经费的重要来源。由于设置主体不同,政府对高等教育的财政拨款制度也不同,国立和公立大学的日常经费主要来自中央和地方政府,私立大学的日常经费主要由学生的学费来解决。

## (一) 政府拨款

日本的现代高等教育之所以获得迅猛的发展都得益于中央政府的主导。中央政府中主管教育的文部省是在日本第一所大学诞生之前建立的，日本高等教育的一个重要特点就是文部省从一开始就直接参与日本高等教育的发展和管理。

日本的高等教育由中央和地方两级政府共同承担其财政拨款责任，各种类型的高等教育机构都必须遵循国家相关教育法规和政策。根据高等教育的主体不同，日本高等教育机构分为国立高等学校、公立高等学校和私立高等学校。

在高等教育管理上，日本主要通过《学校教育法》等一系列法律规定中央和地方各级政府对高等教育机构的拨款责任。中央政府对高等教育的财政拨款是用于国家教育活动的直接开支，主要是对国立大学拨款，对公立大学和私立大学提供补助，具体拨款由文部省执行。地方政府负责公立院校的财政拨款，并制定相应的地方自治会计制度。其中国立大学的教育经费通过国立学校特别会计制度进行，由文部省直接拨款，地方政府禁止负担国立大学财政。公立大学的教育经费则主要来自地方政府的公共事业支出，国家给予适当补助；私立大学可通过私学振兴财团等途径获得一定的资金投入，而来源于政府的拨款主要是中央和地方政府的补助金。

"二战"以后，日本的私立大学得到迅速崛起，随着私立高校在高等教育中发挥的作用日益重要，中央政府也开始向私立大学提供补助，支持私立大学的发展。与此同时，日本还从国家的角度逐渐加强教育投入，并采取了国库补助制度、国库负担制度以及地方交付税制等制度，以保证义务教育制度的落实以及经济落后地区教育经费的提高，平衡了地方教育财政开支。日本在教育财政方面，还制定了各种法律、制度，以及财政制度和补助措施，既保证了教育投入的顺利进行，也保证了教育经费的合理分担与分配。

**1. 国立高等学校的经费来源**

国立高等教育经费主要来源于国家税收开支。国立大学属于国家事业单位,其经费主要由国家负担,列入国家财政预算,实行特别会计制度,同时不允许国立大学擅自提高学费收费标准。1964年日本正式形成了现行的《国立学校特别会计制度》,这是日本国家财政税收支付国立高校经费的主要依据。日本政府将国立高校的绝大部分收入与政府财政拨款合并,共同纳入国家预算当中,对国立高校按具体标准统一下放教育经费。一般情况下,日本政府拨款的标准主要依据学校规模的大小、办学质量及学术水平的高低等,国立大学只要遵循《教育基本法》《学校教育法》等有关法规,符合《大学设置基准》就可获得日本政府拨发的维持学校正常运转所需的日常经费资助。

日本中央政府对国立大学拨款的程序是:由文部省科学大臣作出年收入、年支出的预算,送交财务大臣,然后由内阁连同一般会计预算一起向国会提出,并通过审议表决。国家的拨款项目主要包括学校基建费、科学研究费和教育事业费三种,其中教育事业费分配到各学校后,学校可以根据本校发展情况自主分配,决定配置金额及其配置方法,所以各校对经费分配、使用的情况有较大不同。

日本高等教育财政制度的核心是国立学校特别会计制度。国立学校特别会计制度遵从议会的统一管理,由文部大臣编制预算,提请国会审议表决。根据国立学校特别会计制度,其收入包括政府的各项财政拨款和学费、入学金、审查费等自筹资金。所有收入均不能滞留于学校内部,需上缴到国立学校特别会计,纳入公共预算加以统一管理和分配。日本政府还制定了国家负担财政补助和地方交付税金制度,以求消除地区差异、革除教育不平等现象和减轻地方财政负担。

## 2. 公立高等学校的经费来源

公立大学的经费主要由地方财政负担，中央财政给予公立大学一定的补助，以消除由地方经济发展水平差异引起的教育不公平现象，使教育保持在必要的水平上。公立大学是由地方政府设置的地方公共事业单位，由于各地区经济发展水平的差别，必然导致公立高等院校在规模和质量上存在差异，产生教育机会和教育条件的不均衡。为了消除这种差别和不公平现象以及减轻地方财政负担，日本政府制定了国家负担财政补助制度和地方交付税金制度。前者是国家给予地方财政补助，以促进地方高等教育的发展，包括高等教育事业发展的补助金制度；后者是为了调整地方财政上的差别，保证公立高等教育水平，每年从地方缴纳的税费中抽出一定的比例，作为专用于地方公立大学的教育经费。这两项制度是确保地方公立高校经费来源和确立教育机会均等的经济上的有效措施，同时也强化了中央和地方政府对公立高等学校的责任。

## 3. 私立高等学校的经费来源

日本高等教育规模的扩展在相当程度上是通过发展私立高等学校的途径实现的。从一定意义上说，日本政府发展私立高等学校是把收取高学费办高等教育推给了社会，而不是由政府承担。因此私立高等学校的学校规模和收费水平在相当程度上支持了日本高等教育规模的扩展。正是依靠私立大学的蓬勃发展，日本才得以在短时间内实现了高等教育由精英教育向大众化教育和普及教育的飞跃。

私立高等学校的经费由学校法人负担，收取学费是主要来源，也有一些收益性事业收入。另外，中央和地方政府通过财政补助性拨款，资助私立高等学校的健康发展，对于向私立高等学校提供贷款、捐款、奖学金的财团和企业等实行免税政策。近年来，中央和地方政府加大了对私立高校的财政支持力度，以扶持私立高等学校的发展，并通过颁布各项法律如

《私立学校法》《私立学校振兴援助法》《私立大学的研究设备补助法》《产业教育振兴法》等确立政府对私立高等学校的资助责任。为了维持和改善私立大学的教学和研究条件,中央政府鼓励私立大学执行诸如补助金计划等各种措施。补助金计划的目的是弥补私立大学不断增加的办学成本,以及必要的维持和扩展学校设施费用而带来的经费不足。同时,中央政府还对私立大学提供长期低息贷款,以改善学校的办学条件。

总之,日本政府支持私立高校所采取的措施主要有三个方面:对私立高校的补助金计划、向私立高校提供长期低息贷款、对私立高校法人在税收方面提供优惠政策。

(二) 学费收入

日本的《学校教育法》规定,除义务教育外的教育活动均收学费。日本大学生的学费和生活费占40~50岁男性职员年均收入的比例是衡量日本家庭高等教育的可支付能力的一个指标。国立大学和私立大学的学费实行统一标准,一般由听课费、入学注册费和鉴定费三部分组成,私立大学的学费还包括设备使用费,因而私立大学的学费比国立和公立大学高得多。历年的统计数据表明,从1970年起,国立大学与私立大学走读的学生比例分别稳定在12%~15%和21%~25%;住宿的学生分别稳定在22%~25%和31%~36%。由此可见,学生负担的教育费用是比较多的,日本教育方面的突出问题是家庭负担的教育费过重。

20世纪70年代初,国立大学的学费只有12000日元,而私立大学的学费高达十几万日元。70年代以来,日本国立、公立大学的学费不断增长,与私立大学学费之间的差距有所减小。

日本政府为振兴私立学校、减轻学生家庭负担采取了积极鼓励私人办学和国家补助等一系列政策与措施。从上世纪60年代起,日本就采取了"保持国、公立大学和高中的学费稳定、扩大公共教育费支出、减少以义务教育为中心的各级公立学校教育费家庭负担"的政策。即便如此，依然没有改变每个家庭都将工资的相当大的一部分用在子女教育费上的现状。尤其对于收入较低的家庭而言，全力以赴地为子女筹措教育经费成为他们沉重的家庭负担，这种情况至今仍有增无减。

（三）校产收入

这类收入包括社会服务费、大学医院收入、从公积金提取的收入、不动产租用费等。私立高等学校的经费还有一些其他类型的收益性事业收入。这些也成为日本高等教育经费的重要来源。需要说明的是，日本高等教育经费中用于科研的经费占到科研总经费的 46% 左右，其中最高的为 48%，最低的为 45.5%。

（四）捐赠收入

捐赠并非一种制度，但在日本在高等教育经费来源中占有相当的比重。而且政府对向学校（主要指私立学校）捐赠的物品或捐款的个人、企业、社会团体及法人实行免税或扣除部分所得税金，以鼓励个人或法人的捐赠。

（五）助学贷款

与收费制度相适应的是日本的助学贷款制度。从 20 世纪 80 年代起，日本将国立大学长期实行的名为助学金、实为无息贷款的大学生资助制度，调整为利息 3% 的贷款制。另外，日本还有较为完善的勤工助学制度，大学生的收入近 20% 来自于打工。日本国立大学对家庭困难的学生还有减免学费的规定，但能够获得减免的学生却非常之少。私立大学无论在学校数量上还是招生规模上都远远超过了国立和公立大学，其在校人数占全部高校学生总数的 3/4 以上，是高等教育大众化的主力军。因此，为扶助私立大学，日本政府设立了私立高等学校补助金制度。另外，日本政府还为私立高等学校提供长期低息贷款，在税收方面提供优惠措施等。

### 三、日本高等教育投入的特点

**1. 增加教育经费投入，保证人力资源开发**

众所周知，日本国土狭小，天然资源贫乏，之所以能在短时间内建设成为一个发达的经济强国，其中最重要的原因就是日本非常重视教育，注重开发人力资源。前文部大臣荒木万寿夫曾经说过："从明治以来，一直到今天，日本社会和经济的发展，特别是战后经济发展非常惊人，为世界所重视。造成这种情况的重要原因可归结为教育的普及与发展。"

**2. 充分发挥民间活力，实行政府和私人共同分担政策**

日本在教育上采取鼓励私人办学和国家补助相结合的政策。私立学校的经费主要来源于自筹资金和学生的学费，政府则对其进行补助，使其在维持教育质量和提高教育水平的同时可以在一定程度上减轻学生的经济负担。这样充分调动了国家和国民两方面的积极性，发挥了地方、企业、团体和私人等的民间活力。

**3. 健全各种法律，保证教育投入顺利进行**

日本先后建立了诸多部法律，以保证高等教育投入的顺利进行，例如制定了《教育基本法》《学校教育法》《国立学校设置法》《私立学校设置法》《社会教育法》《私立学校振兴援助法》《产业教育振兴法》《理科教育振兴法》《学校图书馆法》《偏僻地区教育振兴法》等，日本的高等教育事业之所以高速发展，与各种立法保证了其顺利实施有关。

## 第五节　印度高等教育投入机制

印度独立后，其高等教育迅猛发展，成为当今世界高等教育最庞大的国家之一，截至20世纪末，印度的大学数量已增加至 229 所，学院数量已达 10555 所，在校学生人数猛增至 707.8 万人。目前，印度高等教育框架很复杂，其高等教育是在不同层次和类型的高校中实施的，高等院校分为综合大学、准大学、国家重点学院、研究院、综合大学附属学院五类。从高等教育组织结构来看，印度大学可归为三种类型，即附属性大学、单一制大学和联合大学。印度的大学可以通过国会法案和邦立法机关来确立，分别为中央大学和邦立大学，其中中央大学数量很少，邦立大学则占大多数。在印度，虽然没有对大学和学院之间进行明确划分，但是其主要责任有所不同，一般学院主要负责本科生教育，大学会把更多的精力投入到研究生教育以及科学研究中去，并且只有大学能授予学位。印度高等教育拥有本科、硕士研究生、博士研究生三个层次。

## 一、印度的大学拨款委员会

为了加快高等教育的发展，印度政府于 1953 年末成立了临时性的大学拨款委员会，目的在于协调有关大学的工作，对政府高等教育经费分配等其他有关的大学问题提供建议，并于 1956 年，颁布了《大学拨款委员会法案》（The University Grants Commission Act），从此印度大学拨款委员会成为了一个不隶属于任何政府部门、充分享有自主权、具有法人资格的机构。该《法案》规定，印度大学拨款委员会归印度人力资源开发部下辖的教育部管理，委员会由 12 人组成，包括一名主席、一名副主席。大学拨款委员会通过与相关机构协商，有权采取适当的措施，促进和协调高等教育的发展，通过调查各大学的经费需求，分配并发放经费给各大学，建立并维持资源共享机制以及提出改善高等教育的措施。

印度高等院校科研经费的拨款是由不同部门来完成的。联邦一级的印度社会科学研究委员会、印度医学科学研究委员会和印度农业科学研究委员会等分别为印度的社会科学、医学和农业的科研活动提供经费，大学拨款委员会则为社会科学、医学、农业以外的学科科研活动提供经费。这种针对关键学科科研活动而设立专门拨款机构的模式，有力地保证了各关键学科科研经费的来源稳定和及时拨付，从而促进了关键学科的发展。

印度大学拨款委员会在经费分配中起着中枢作用，是连接大学与政府的桥梁。中央财政部先将预算出的高等教育经费拨给人力资源开发部，人力资源开发部再将一部分拨给大学拨款委员会，大学拨款委员会再向各中央大学及研究院拨款。地方大学则由大学拨款委员会和地方财政联合拨款。大学拨款委员会的拨款用于增添设备、更新设施、学校的新建、购买图书和期刊、改建和扩建项目等，地方财政拨款用于学校的日常开支。印度政府的拨款需要根据评估进行确定，大学拨款委员会有一个专业的评估队伍定期对各高校进行评估，以决定是否对各高校拨款以及拨款的数额。这种拨款与评估结果相结合的机制，极大地提高了资金的使用效率，有效地节约了资金。

## 二、印度高等教育投入渠道

印度在大力发展高等教育的同时，对其投入已达极限，但仍不能满足其高等教育在数量和质量上发展的需要。因此，政府在不减少基础教育投入的情况下，只得拓宽高等教育经费来源的其他渠道。

印度高等教育经费来源大体可分为政府投入和非政府投入。政府投入是高等教育经费的主要来源，主要来自中央和邦政府，印度高等教育投入对政府的依赖程度特别高。非政府投入主要指学杂费、学校自筹资金和社会捐款等。

在印度，高等教育投入在不同层次和类型的高等院校中几乎没有差别，专门从事科技研究与教育的国家重点学院90%以上的经费靠政府拨给，只提供文凭和证书课程的无学位学院也如此。在助学金方面，重点学院最多，学位学院最少。助学金在某种意义上可以代替部分学杂费，准大学、重点学院、研究院和无学位学院的助学金甚至还超过了学费，意味着免费上大学。

(一) 政府拨款

目前，印度政府拨款呈现出以下几个特点：

**1. 高等教育投入总量上升，邦政府占主导**

印度独立以后，在经济上取得了较大的发展，高等教育经费投入总量在绝对值上有了大幅度的提升，政府对高等教育的投入更是大幅上涨。虽然，中央、邦政府对高等教育的投入逐渐增多，但大部分投入是由邦政府来完成的，邦政府在教育投入总量上贡献更大。邦政府对高等教育的学生人均公共支出比中央政府生均公共支出要多出许多。印度中央政府对高等教育的总投入只占印度高等教育总经费（包含学杂费）的10%左右，并且印度政府对高等教育的总投入中，只有25%来自于中央政府。

**2. 高等教育经费投入仍然不足**

公共教育经费是一个国家政府部门为公共教育事业做出的财政贡献，在绝大多数国家，本国教育经费的最主要来源是各级政府对公共教育的投入，因此公共教育经费可以从一个侧面表现出一个国家教育的基本条件。据印度教育咨询委员会的有关数据表明，印度政府对教育的投入占公共总投入的12%左右，明显低于大多数国家的20%，且印度公共教育投入不足国民生产总值的5%已有20多年。随着物价的上涨以及高等教育规模的扩大，高等教育投入的增长速度并没有跟上节奏。虽然高等教育的经费一直处于增长状态，但是就实际情况而言，学生人均教育费用支出一直处于下降的趋势。

**3. 中央政府投入呈现出不平衡的趋势**

印度大学拨款委员会是中央政府的主要拨款机构，除了

42 所高等院校直接由中央政府拨款外，其他的全是由印度大学拨款委员会资助。

印度大学拨款委员会将 65% 的财政预算用来维持公立院校的日常运营，其他 35% 的财政预算用于高等教育系统中各个方面的开支。大学拨款委员会的政策更倾斜于公立院校，私立院校则需要靠自身的财政收入来维持营运，基本不会得到大学拨款委员会的资助。近年来，由于政府财政拮据，即使能够得到中央政府和大学拨款委员会的资助，数额也相当之少。这部分资金绝大部分用在了教师工资和奖金的发放、水电费的缴纳以及租金等相关费用上。投入到图书馆、实验室和学术研究活动中的经费很少。

（二）学杂费

在印度，学杂费是非政府投入的重要经费来源之一，包括考试费、录取费、注册费和学费等。虽然家庭在高等教育方面支出很少，政府几乎是免费向公众提供高等教育的，但是所有学生仍然需要向学校缴纳学杂费。通过对高校学杂费收入进行预估，可以推算出高等教育个人或家庭的投入数额。近几十年，由于印度高等教育的人均投入成倍增长，无论是城市还是农村这一数值的增长均十分迅猛。虽然学杂费的增长速度明显，但是由印度中央政府出资资助的高校学费仍较低。

另外，高等教育的学杂费在不同地区也存在着差异。在经济较发达的地区，学杂费会相应的较高，同时政府也会投入更多的经费；而贫困地区的学杂费占高等教育总投入的比重会较高，这是由于政府对贫困地区的经费投入较少，因而需要个人或家庭支付更多的学杂费来弥补高校办学经费的不足。目前，印度学者瓦吉斯提出了一种学费缴纳方案，提出具有不同支付能力的人应支付不同的学费，即收入高的人支付全部教育成本的 75%，收入较高的人支付 50%，收入一般的人支付 25%，收入最低的人免交学费。

## （三）学生贷款

国家贷学金计划（National Loan Scholar Ship）是印度政府于1963年起开始实行的一项免收利息的贷款项目。该项目是为了在提高大学入学率的同时并不增加政府的经费投入负担。一般为学生参加工作1年后或毕业3年后逐月偿还贷款，也有部分学生被免于还款。多年的实践证明，这项计划的实施情况并不令人满意。除去通货膨胀对贷款的影响外，学生贷款还存在几个问题：

首先，教育的收益在很长时间内不容易确定，既不容易定量计算，也不可靠。

其次，印度的信用市场在发放学生贷款方面也没有起到很好的促进作用，发放贷款的金融机构要求贷款的学生提供保证偿还贷款的有关抵押证明，而家境贫寒的学生拿不出这类证明，结果不成熟的资本市场导致对教育的投入不足。

第三，印度学生贷款面临的最严重问题是贷款得不到偿还。因此，只有从理论和实践两方面解决上述问题，国家贷学金计划才能有效运行。

## （四）高校自筹资金

印度高等院校的自筹资金是在高等教育系统内部，通过向社会、企业、公司提供有偿服务，即举办成人教育、向社会提供出版物、为有关部门提供信息咨询、向公司和企业转让科研成果等方式来获得的。由于印度十分重视高等院校与社会、企业、公司的联系，以及与经济部门的合作，且各高校承担的委托科研课题越来越多，所以这部分收入在日益增加。各高等院校利用自身的研究设施，如实验室、计算机等收取的费用也很可观。此外，各院校还有其他一些辅助性的收入。

## （五）社会捐赠

在印度，社会捐赠在高等教育投入中占有不可忽视的份额。这类捐赠主要由私人、公司企业、中产阶级、宗教或慈善团体以及其他基金会提供，包括馈赠基金、直接捐款和实物捐赠。20世纪80年代以前，印度的社会捐赠占高等教育经费的总额一直稳定在12%左右。80年代后期开始这一比例大幅下降，相对下降了一半左右，主要是由于印度政府在税收方面未对用于教育事业的捐赠实行优惠政策，致使高等教育经费中的社会捐赠也很有限，这一状况直到90年代后期才有所缓解。

（六）国际援助

某些国家和国际组织通过经费支持，即对高层次教学、科研人员的培训和课程设计等进行援助，这对印度高等教育的发展与质量提高起到了积极的促进作用。

## 三、印度高等教育投入的特点

印度高等教育投入近20年来一直处于紧缺状态，主要表现在以下几个方面：

**1. 高等教育投入在教育总经费中的比例下降**

统计表明，印度独立后，高等教育投入在各级各类教育经费中所占的比例一直较高，只是近年来才有较大幅度下降。

**2. 学生人均费用下降**

印度独立后至80年代中期，高等教育的总投入增长跟不上入学人数的增长，高等教育的学生人均投入一直是负增长，通货膨胀对高等教育的影响在教育系统中是最明显的。

**3. 高等教育的发展性开支减少**

固定资产支出是印度高等教育的主要发展性支出。印度高等教育中的经常性支出占总支出的比例较高，高等教育中经常性支出与发展性支出的比例不协调，较高的经常性支出说明印度高等教育是一种劳动密集型活动，缺少物质资本投入。

## 第六节 法国高等教育投入机制

法国高等教育机构是指中等教育后的所有科学、文化职业性公共教育机构，它包括大学、大学校、短期高等教育机构和大型公共科学文化教育机构四种类型。

大学都是综合大学，它们历史悠久，学科齐全，是从事高等教育和科学研究的主要场所，主要任务是培养教师、研究人员、公职人员、律师等，颁发全国统一的高等教育文凭及学位。

大学校是政府官员、企业领导人、工业研究人员、工程技术人员、金融和商业管理人员的培养基地。大学校的规模一般都不大，择优录取，招生名额有限，与企业关系较为密切。

短期高等教育机构，主要是两年制的大学技术学院和高级技术员班。

大型公共科学文化教育机构包括法兰西学院、自然博物馆等。

总的来看，法国的高等教育系统比较复杂，四种类型的高等教育机构都有自己的典型特征，培养的人才也各有特色。

### 一、法国高等教育的中央集权制

法国的教育管理体制为中央集权制。法国中央教育行政体制的创建始于拿破仑的"帝国大学"制度。1804年拿破仑建立了法兰西第一帝国，1806年5月和1808年3月拿破仑政府相继颁布了《关于创办帝国大学以及这个教育团体全体成员的专门职责的法令》和《关于帝国大学条例的政令》。这两个法案从制度上完善了中央集权制的教育管理体制，并设立了中央教育行政机构——"帝国大学"。拿破仑政府通过帝国大学正式确立了法国中央集权制的近代教育管理体制。此后，随着政权的不断更替，教育领域内中央集权和大学自治这两种体制进行了漫长的斗争。总体来说，法国的高等教育一直是受中央管理的，再加上文化传统，即使经过了无数次改革，现在的管理体制还是属于中央集权制。

在高等教育投入机制上，政府投入是法国高等教育的主要来源。政府投入的主体和形式有法国教育部科技与研究中心教学和科研拨款、中央政府的其他部门拨款，以及地方政府的拨款。国家高等教育投入由教育部统一提供，教育部根据各学校的性质、规模和计划，在征询全国高等教育与科学研究理事会的意见后分配给各高等学校。高等教育拨款是由法国中央财政预算部核批教育部预算，教育部按学区分配，再由30个学区分配到各个学校。经费的使用、管理、审查、监督均有统一的政策规定。高等教育经费的各个项目分别由教育部的各职能部门管理和分配，各司其职。

## 二、法国高等教育投入渠道

法国教育经费的来源主要是政府拨款、学费、学徒税、教学与科研收入及其他收入等，政府的主要经费来源则为国家税收。法国高等教育投入的绝大部分来自政府教育预算，除中央财政拨款和地方各级政府拨款外，还有家庭、企业投入等渠道。中央财政的教育拨款一般占全部财政总预算的20%左右，在全部财政总预算中所占比重最大，甚至高于国防预算。

法国是一个发达的资本主义国家，自1882年教育与宗教分离，建立现代教育制度以来，经过一百多年的努力，已基本普及了高级中等教育。其学校布局、规划和建设已基本实现了现代化，学校的基础设施建设等已达到了一定的规模和水平，已没有必要再进行大规模的投入。国家对高等教育的投入主要用于教师的工资等。在这种较好的环境下，国家对高等教育仍十分重视，投入还在逐年增长，以确保教育优先发展的需要。

国家还采取支付私立学校教师的工资等措施，鼓励、扶持个人办学，以调动全社会办学的积极性，缓解需求矛盾，提高教育质量和教学水平。

（一）政府拨款

从总体上看，政府投入大约占大学经费总体的60%左右，由中央和地方政府共同分担。政府承担高等学校的教师工资、大型基本建设费、教学设备和高等学校的运转费，同时教育政策、财政分配、教育投入、教育评估等均由中央宏观统一控制，集中管理。各不同类型的高等教育机构，政府投入的比例有很大区别。公共工程学校比例会低一些（约50%），师资培训学院则高一些（约80%）。

法国投入教育领域的经费一直在稳步上升，从20世纪70年代末起，法国教育经费预算开始超过国防预算，成为国家最大的一项财政支出。政府投入在高等教育经费来源中占主导地位，主要是因为法国是高福利国家，它把教育纳为公共事业，所以教育的大部分经费都由国家拨款。

**1. 公式拨款**

在拨款方式上，自上世纪70年代末以来，法国高等教育经费的绝大部分实行公式拨款。其依据客观的标准自动地拨付。拨款由三部分组成：

（1）高校建筑和土地的表面积拨款　它包括房屋与土地的建设、使用、维护的成本，它与建筑和土地的表面积呈正比。

（2）活动拨款　它并不与学生数呈正比。研究表明，学生数并不是计算单位成本的良好的计量单位，教学成本实际上取决于所采用的教育方法。对每一学位课程来说，所需的教学时数依据全国标准而定。教学时数乘以每小时的补助率（法学、人文科学、社会科学、自然科学、医学各不相同），即得出总的活动拨款额。

（3）辅助性的小时拨款  这种拨款是法国独有的。每个教学人员必须任教一定的时数，当一定学科的教学人员总的教学时数低于实际所需要的总教学时数时，就需要辅助性的教学时数。另一类辅助性的教学时数与某些课程的外部人员的强制参与有关。辅助性的小时拨款等于辅助性的时数乘以每小时补助率。

上述三部分拨款相加即为一个高校获得的公式拨款总额。拨款是自动的过程，计算的细节各大学相互知晓。此拨款系统具有透明的优点，它是对以前拨款系统的明显改进。

此拨款系统也有两个缺点：首先，大学可能试图使课程过度多样化，因这样做能增加教学时数及活动拨款；其次，拨款比率并不反映实际的成本。因此，拨款系统并未提供创新的激励机制。

**2. 合同拨款**

20世纪80年代以来法国高等教育财政拨款发生了重大的改革，即实行合同拨款。

合同拨款始于70年代末的大学科研拨款。自1977年始，法国大学的教学拨款与科研拨款逐渐分开。科研的计划及设备包括房屋的建造、维修，依据科研标准独立拨款。随后在国民教育部中设立了大学科研国务秘书，1983年国务秘书引进了合同拨款。此举旨在鼓励大学界定自己的科研政策。

各高教机构分成三组，在三年中的头一年，同一组中所有机构协商其合同。每所大学提出计划，它由科学委员会依据每个单位准备的计划制定方案并经管理委员会批准。在专家评审后，国务秘书与大学校长协商一份四年期合同，它保证每年的拨款。

1984年制定的《高等教育法》为高教机构从事教学、科研的合同拨款提供了法律依据。1989年教育部中主管高等教育的部门得以重建，大学计划和发展处被授权全面执行合同拨款。合同拨款增强了所有高教机构的活力。此政策改变了法国高等教育中的政府干预，目的是在中央政府与大学之间引进协商谈判机制。国家希望改进与大学的关系并更好地管理大学。自 1989 年开始，教育部决定将与大学科研拨款的合同关系扩展到大学的整个预算。

## （二）学费收入

在法国，公立高等学校不收取学费，除了能够享受助学金的学生外，其他所有年级的学生只需要缴纳数额较少的注册费即可。交纳的数量视其所学课程和学校而定。

另外，公立高等教育机构的收费标准由教育部制定，私立高等教育机构的收费标准由机构自己独立制定。第一阶段以后的课程，无论公立还是私立，其收费标准都由高校自己制定。收取注册费是法国教育成本分担和成本补偿制度的结果。法国是一个高福利国家，教育是公共产品，所以它只要求交很少的注册费，而不会要求交纳高昂的学费。

助学金有两种：一种是以社会标准发放的，根据学生的经济情况而确定。另一种是以大学标准发放的，标准的根据是学生的学习成绩。如果学生没有享受到助学金，还可以享受无息贷款。

另外，在法国，学生家庭能够享受子女补贴和减税的福利待遇。父母对子女承担的经济责任到 18 岁。如果子女年龄在 26 岁以下，同时正在接受高等教育，父母也能享受子女补贴和减税的福利待遇。

## （三）学徒税

法国高等教育经费的另一个重要来源是学徒税，这是一种特殊的经费来源形式。它要求企业必须交纳上年职工工资总数的 0.5% 作为学徒税用于支持高等职业教育。如果企业参与了某一高等学校的雇员培训课程，他们就可以把税金部分用于此项培训计划。大学通过这些培训计划得到的经费是有限的。在大学中学徒税只占全部教育经费的2%左右，工程师学校中的比例高一些，也只有5%左右，在教师培训学院则无此项计划。

（四）教学、科研收入

法国高等教育机构通过教学培训和科学研究来吸引外部资金的投入，渠道主要有行政部门、企业和国外。高等工程学校的科研收入在其经费来源中占重要地位，其比例达到了15%。在教学收入中，两者分别占经费总量的7%和5%，在教师培训学院则没有这两项收入。

法国高校自1989年起与政府签订合同，以获得相应的教育经费，同时也与企业签订科研合同，以此作为高校经费的一个重要来源。近些年，法国大学的工程与研究收入，以及继续教育的收入在高等教育总经费中所占的比例在逐年下降，目前才趋于稳定。

（五）其他收入

校办产业和经营收益及捐赠也是法国高等教育经费的来源。在法国，大学可以创办企业，例如投资企业、孵化企业，尤其是创办技术服务型的企业。同时中央政府支持大学办企业，希望实现高等学校研究成果产业化。遗憾的是，在法国高等学校的财务收入中，还没有看到这方面比较好的效益，也没有看到捐赠所得收入的比例。此外，金融产品收入、特殊产品收入等也是经费的来源渠道。

## 第七节 各国高等教育投入机制的比较

无论是发达国家还是发展中国家，在发展高等教育方面都有些相同之处，例如，经费来源以政府拨款为主，来源渠道逐渐拓宽、越来越多元化，学杂费比重加大，各方捐赠以及与企业之间的合作增多等等。

总的来看，各国高等教育的发展水平与其财政拨款的数额有很大的联系。即使各国都在积极拓展教育经费来源渠道，但国家财政投入仍是各国高等教育经费来源的主渠道。由于发展中国家的教育经费投入相对低于发达国家，这在一定程度上制约了其高等教育事业的发展。同时，发展中国家由于财政教育经费紧缺，更需合理、有效地分配有限的资源，统筹兼顾。通过比较可以发现，各国高等教育投入机制有以下特点：

## 一、政府投入是最主要的经费来源

在各国高等教育的经费来源中，法国、英国、印度这些高等教育机构以公立为主的国家，其高等教育经费的主要来源是政府投入。而像美国和日本这些私立高校占高等教育机构一半以上的国家，其经费来源有很大的差异。美国虽然私立高等学校多但在校学生少，其中研究型大学以其良好的声誉和高昂的学费，即使不依赖政府投入也能筹集到足够的经费。日本私立高等学校不仅数量多，而且在校生多，其主要经费来源是靠私人捐赠。但即使如此，政府投入仍是高等教育所有经费来源中数量最多、比重最大的。

## 二、中央政府与地方政府的责任不同

在世界各国，中央政府、州政府和地方政府的权责是不同的。有很多国家是以中央政府为主导的，中央政府承担了对高等教育投入的主要责任，如英国和日本等。美国的中央政府和州政府对高等教育的投入比重是相对平衡的，只是州政府略高于中央政府一些。州政府只负责本州的公立高校，中央政府则对公立、私立高校均要进行投入。

### 三、学杂费逐渐成为重要的教育经费来源

随着高等教育大众化进程的推进,现代大学规模也在日益扩大,致使各国高等教育经费短缺,因而收取或增加学杂费是各国实行高等教育成本分担和缓解教育经费不足的普遍趋势。在美国和日本,作为高等教育比较发达的国家,学杂费是私立高等学校最主要的经费来源。法国、印度这样以政府拨款为主的国家,也正在逐步改革高等教育投入机制,收取学杂费将成为趋势。在英国,学杂费则主要来自海外留学生。

### 四、捐赠和其他形式的收入是高等教育经费的补充

捐赠在各国高等教育经费来源中也有着举足轻重的作用。目前各国都积极建立各种基金、慈善团体等为学校寻求经费支持,而且社会上各企业和个人也为学校捐赠了一定数目的资金和物品。各国也纷纷采取不同手段吸引校友、企业和社会团体捐资助学。另外,与企业的科研合作、校产收入、服务收入、招收留学生、学生贷款、自筹资金等也是高等教育重要的经费来源。

# 第六章　国内高等教育投入机制

## 第一节　中国高等教育财务管理体制

新中国成立以来，我国对教育在经济发展中作用的认识不断深化，对高等教育事业的支持力度不断加大。中国高等学校从管理体制和经费投入机制的角度可以划分为三类：教育部直接管理的高校，经费来源和财务管理主要由教育部负责；中央其他部委直接管理的部属院校，其经费来源和财务管理由主管的中央部门负责；省、市、自治区直接管理的地方院校，其经费来源与管理由省级政府或者省级以下政府对口负责。

### 一、中央统一财政和分级管理

新中国成立之初，百废待兴，国家提出了重工业优先发展的战略，而将教育放在了相对次要的位置。在计划经济体制下国家实行中央统一的财政管理体制，在这种体制下，全国各类高校的经费开支都按其行政隶属关系"纵"向划分；高等教育实行"条块结合"的管理办法，各中央部委与各省制订各自的高等教育发展计划与经费预算方案，然后上报中央平衡、审批。

具体而言，1949年新中国成立之初实行"统一列支"的财政管理体制，即对教育经费采取统包的办法，按中央、大行政区和省市三级财政管理，实行"统一列支"。高等学校的办学经费根据其管理关系由中央财政和地方财政分别安排。

1953—1957年第一个五年计划期间，国家实行"统一领导、分级管理"的财政管理体制。全国财政分为中央、省市和县三级管理，各级教育行政机构根据中央规定的财政系统，严格执行三级财政制度。教育经费列入国家预算，实行统一领导，地方根据需要上报，并最终由中央政府统一调整和平衡。

1958—1966年，实行"条块结合，以块为主"的财政管理体制。各级政府的财政部门在编制经费预算和核定下级教育经费预算时，需与同级教育行政部门协商拟定，提请同级人民政府委员会审定；各级政府在下达经费预算指标或批准下级教育经费预算时，需将教育经费单列一款。

1966—1971年"文革"期间的财政管理比较混乱。

1972—1979年实行"财政单列、戴帽下达"的财政管理体制，即教育经费单独列支、上级部门将指标下达给下级部门。高等教育经费由中央财政统一按计划戴帽下达。

## 二、划分收支，分级包干

1980年2月，国家对财政管理体制进行改革，实行"划分收支、分级包干"新财政管理体制。教育事业费拨款也相应由中央和地方两级切块安排，从而改变了原来由财政部门与教育部门协商联合下达教育事业费支出指标的管理体制。这种改革的实质是中央各部委所属高校的教育经费由财政部负责，地方所属高校的经费需求完全由地方财政供给。同时，地方财政的教育经费安排必须保证完成当年的教育发展计划，并将经费决算数字上报中央审核。在这种体制下，中央财政的任务只是宏观控制与规划。这一改革扩大了地方财政的自主权，调动了各省、自治区、直辖市投资于高等教育的积极性，增加了高等教育拨款，改善了办学条件，促进了高等教育质量的提高。

新体制还将过去由上级主管部门和高等学校年度预算、年终结余上缴财政的办法改为"预算包干，节余留用"，允许高校将上年度预算节余部分转入下年度使用。这样做有利于促进高校主动避免浪费，以激发其提高资金使用效益的积极性，抑制了年终突击花钱的行为。"分灶吃饭"的分级管理制度虽然把地方高等教育的管理权和责任交给地方政府，调动了各省级政府兴办高等教育的积极性，但是也造成了高等教育发展的不平衡，同时也带来了院校与专业重复建设问题，降低了全国高等教育经费的整体使用效益。

## 三、分税制财政体制下多元分级拨款制

1992年1月16日，教育部印发《全国教育事业十年规划和"八五"计划要点》，提出要"坚定不移地把教育放到优先发展的战略地位，使教育同经济协调发展并适当超前"；"教育是社会主义现代化的基础工程"。这一年更是将教育优先发展的战略地位写进了党的十四大报告之中。从此中国教育事业被当作一件极为重要的战略事业发展起来。

从1994年起，国家开始实行利改税、费改税基础上的分税制，进一步明确了各级政府的教育投入责任。1994年国家颁布了《中国教育改革与发展纲要》。

1998年国家提出了建立国家公共财政体制的设想。随着高教管理体制改革的不断深化，部门办学、"条块分割"的状况有了根本性改变，中央与地方两级办学的投入机制不断完善，建立起了中央和地方两级管理的高等教育投入管理体制。高等教育经费则根据学校行政隶属关系分别由中央和地方财政负担，并且进一步提出了按照事权与财权统一原则，政府财政教育经费支出要实行在国家预算中单独列项的管理体制。随着成本补偿形式改革的推进，国家拨款比例不断下降，学生个人缴费及学校创收等预算外收入的比例逐渐增大。

## 第二节　我国高等教育投入规模

高等教育的发展需要国家和地方以及社会财力、人力与物力的投入。高等教育的发展又为国家和地方的进步提供全方位的支撑。

上个世纪90年代以来，我国经济的高速发展对教育和各类人才的需求大幅增长，这种需求在高等教育中显得更加突出。随着人才需求的增加，我国高等教育事业近年来得到了快速发展，国家与地方对高等教育的投入更加集中，高等教育经费投入总额逐年增加，高等教育财政性投入绝对数稳步增长。1999—2009年的10年间，我国普通高等学校数量增长2.1倍，达到了2305所，普通本专科招生数增长3.7倍，达到576万人；就投入总量而言，2000—2006年，高等教育投入从983.1亿元增长到3057.88亿元，平均年增长20.9%，高等教育财政性经费平均增幅15%。

尽管国家加大了投入力度，但相对于发展需求而言经费仍显不足。很多地方高校生均拨款逐年下滑，财政性经费占总投入的比例也持续下降，1978年为96.4%，2000年为57.3%，到2006年，这一比例下降到42.6%，许多普通高校处于超负荷运转，校舍、设备、图书均已到了利用标准的红线，办学条件全面紧张。按照教育部关于普通高校的设置标准计算，每增加一个学生需要新增基本建设投资3.8万元左右，受国民经济发展的总体水平和国家财政实力的制约，在高等教育方面要继续较快地增加投入是很困难的。

目前，我国高等教育投入存在三个方面的不平等：即部属院校与地方院校间的财政性投入不平等、地区间高等教育财政性投入不平等、不同学科类别高等教育财政性投入不平等。

## 第三节 部属院校与地方院校的财政性投入概况

我国的公办大学分为两大类：部属院校和地方院校。部属院校是指隶属于教育部等中央部委、主要靠中央财政拨款的高校，主要面向全国招生，全国有100多所部属院校。地方院校是指隶属于省、市、自治区，主要靠地方财政拨款的高校，主要面向所属地区招生。

20世纪90年代之后，国家为了实现在较短时间内建设一批具有国际竞争力高校的目标，在近些年的管理体制改革中，教育部及有关部门在政策上不断向部属重点高校倾斜，中央财政增加了对高等教育的专项资金投入，大大强化了部属高等院校的建设力度，由此进一步拉大了部属院校与地方院校之间的经费差距。特别是1992年的"211工程"与1999年"985项目"的启动，在两个不同阶段，使两类院校之间的收入结构出现了明显的差异。2005年，国内重点高校的校均收入达到20亿，普通地方本科和地方高职高专院校的校均收入仅分别为1.9亿和0.5亿，111所部属院校获得的政府科研拨款总额是1620所地方院校总额的4.8倍。在部属高校的事业费收入中，其他事业费收入与学杂费收入基本相当。具体情况如表6-1所示。

表6-1  2011年度部属与地方院校的收入结构  (千元)

| 项目 | 部属院校 金额 | 构成比(%) | 地方院校 金额 | 构成比(%) |
|---|---|---|---|---|
| 国家财政性教育经费 | 15383802 | 69.78 | 1313168673 | 75.66 |
| 公共财政预算教育经费 | 14551864 | 66.01 | 1203437642 | 69.33 |
| 教育事业费拨款 | 69499097 | 31.52 | 1049964496 | 60.49 |
| 基本建设拨款 | 6029993 | 2.74 | 40147106 | 2.31 |
| 科研经费拨款 | 23714544 | 10.76 | 2825082 | 0.16 |
| 其他经费拨款 | 46275009 | 20.99 | 110500958 | 6.37 |
| 各级政府征收用于教育的税费 | 21762 | 0.01 | 92985240 | 5.36 |
| 企业办学中企业拨款 | 1524145 | 0.69 | 3666993 | 0.21 |
| 校办产业用于教育的经费 | 652946 | 0.30 | 1683190 | 0.10 |
| 其他属于国家财政性教育经费 | 6120527 | 2.78 | 11395608 | 0.66 |
| 非国家财政性教育经费 | 66625197 | 30.22 | 422552814 | 24.34 |
| 社会捐集资费 | 1509344 | 0.68 | 19821586 | 1.14 |
| 事业收入 | 53478661 | 24.26 | 357127974 | 20.58 |
| 学杂费收入 | 25953930 | 11.77 | 275602004 | 15.88 |
| 其他事业收入 | 27524731 | 12.48 | 81525970 | 4.70 |
| 其他收入 | 11637192 | 5.28 | 45603254 | 2.63 |
| 总计 | 220463320 | 100.00 | 1735721487 | 100.00 |

[数据来源:《中国教育经费统计年鉴》(2011),以下数据如无特殊说明,均来源于此]

在中央财政投入一定的情况下,投入向部分重点高校倾斜,就会造成对地方综合性高校投入的不足。

在中央财政投入不足的情况下,地方政府的财政拨款和社会的投入就成了地方综合性高校发展的主要来源。然而，因各种因素的影响，地方财政特别是边远地区的地方财政往往满足不了自身发展的需要，这种情况下，其对地方综合性高校的有限投入是可以预见的。同时，地方综合性高校吸引社会和个人对教育的投入远不如重点高校。于是由中央财政投入的倾斜性政策引起地方高等教育发展的"马太效应"，即中央部属高校富者越富、地方综合性高校穷者越穷的现象日益严重。

## 一、教育部直属高校教育投入情况

### （一）财政拨款是部属高校教育经费的主要来源

新中国成立至1985年，我国高等学校按"基数加发展"的方式进行拨款，1986年原国家教委、财政部联合颁发了《高等学校财务管理改革实施办法》，强调高等学校财务管理改革是高等教育管理体制改革的重要组成部分，高等学校年度教育事业费预算，由主管部门按照不同科类、不同层次学生的需要和学校所在地区的不同情况，结合国家财力的可能，按"综合定额+专项补助"的办法进行核定，并提出对高等学校事业经费的拨款办法进行改革，在年度预算核定方式上把原来的"基数加发展"的拨款方式改为"综合定额加专项补助"。

所谓"综合定额"是基于"定员定额"的管理学原理，根据有关政府主管部门制定的不同层次、不同类型、不同地区生均经费的定额标准和高校在校生数来核定下达。它包括教职工工资、补助工资、职工福利费、学生奖学金、公务费、业务费、设备购置、修缮费、差额补助费和其他费用等。"专项补助"作为对"综合定额"的补充，是由财政部门和教育部门根据国家的政策导向和学校的特殊需要单独核定下达的，主要包括新建学科、重点学科、专业和实验室建设费（设备补助费）、中远期教师队伍培训建设费（如博士、硕士、访问学者等在国外进修与培训经费等）、离退休人员工资，以及特殊项目补助（如长期外国专家费、世界银行贷款设备维护费）等。

教育部直属高校的财务决算报表显示，2005—2009年，部属高校财政专项补助约为2448.37亿元。从财政补助总额看：财政补助从2005年的320.51亿元增加至2009年的715.59亿元，增加了395.08亿元。从财政补助构成看：财政补助中的中央教育经费增长较快，从2005年的214.33亿元增加至2009年的452.65亿元，增加了238.32亿元。部属高校财政补助包括教育经费、科研经费、其他经费三个部分。2005—2009年，部属高校教育经费拨款约为1591.23亿元，占财政补助的65%，科研经费拨款约为606.72亿元，占财政补助的25%，其他经费拨款约为250.32亿元，占财政补助的10%。可见，教育部直属高校的财政补助中，教育经费所占比重最大，其次是科研经费。

（二）学校自筹经费是部属高校第二大收入

教育部直属高校的财务决算报表显示，2005—2009年，部属高校自筹经费约为1992.87亿元。从学校自筹经费总额看：学校自筹经费从2005年的336.15亿元增加至2009年的454.97亿元，增加了118.82亿元。从学校自筹经费构成看：学校自筹经费中教育事业费从2005年的202.71亿元增加至2009年的263.76亿元，增加了61.05亿元。图6-1为2005—2009年的部属高校财政补助与高校自筹经费情况。

由图6-1可知，2005—2009年，财政补助经费占教育部直属高校教育事业经费总经费的比重处于平稳增长态势。2005年度，财政补助经费占总经费的49%，低于学校自筹经费的比重。从2006年起，国家财政加大对教育的投入，财政补助经费占总经费的比重超过学校自筹经费的比重，2009年财政补助经费占总经费的比重达到61%。五年间，财政补助经费占直属高校教育事业经费总经费的比重增加了12个百分点。

2005—2009年，学校自筹经费占教育部直属高校教育事

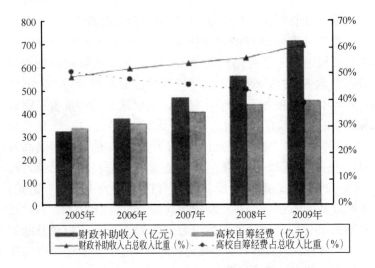

**图 6-1　2005～2009 年部属高校财政补助与高校自筹经费情况**

（资料来源：教育部直属高校 2005—2009 年财务决算报表）

业经费总经费的比重处于缓慢下降趋势。2005 年度的学校自筹经费占总经费的 51%，高于财政补助经费的比重。2009 年的学校自筹经费仅占总经费的 39%，五年间，学校自筹经费占教育部直属高校教育事业经费总经费的比重减少了 12 个百分点。可见，教育部直属高校教育经费的来源主要依赖于国家财政性教育经费，其中国家财政预算内教育拨款在教育经费来源的所有渠道中所占的比重最大，学校自筹经费是教育部直属高校第二大经费来源。

（三）教育部直属高校财政投入存在的问题

**1. 教育部直属高校社会投入比重低，学校自筹能力未得到充分挖掘**

2009 年，教育部直属高校的财政补助收入中，教育经费拨款占总收入的 38.67%；科研经费拨款占总收入的 14.83%；其他经费拨款约占总收入的 7.63%。在学校自筹经费中，教育事业收入占总收入的22.53%，科研事业收入占总收入的8.77%，附属单位缴款占总收入的0.58%，其他收入占总收入的6.61%。目前在教育部直属高校经费投入中，财政性教育经费在总经费中所占的比重过大，非财政性教育经费在总经费中的比重过小，捐资和集资办学的社会投入比例呈下降趋势，学校自筹经费的能力未得到充分挖掘。

**2. 教育部直属高校自筹经费渠道单一，主要依赖学杂费**

我国从1989年开始对高校学生收取学杂费，当时对大部分高校学生收取100～300元不等的学杂费，以后逐年提高，2001年全国高等学校共收取学杂费379.57亿元，占当年高等教育经费的37.20%，学杂费已成为高校教育经费的重要来源之一。"十一五"期间，教育部直属高校平均每年学杂费收入占总收入的比例达到23%，接近总收入的1/4。而目前大学学杂费标准一般是按照每名学生培养成本的25%来收取的，大学学杂费标准自2000年以来十年间调整的幅度很小。统计资料表明：2005—2009年，教育部直属高校学杂费收入约为1174.53亿元，年均约为234.91亿元。2005年高校学杂费收入占总收入的31%，2009年高校学杂费收入占总收入的比重降至23%，五年间减少了8个百分点。虽然学杂费收入减少，但在高校自筹经费中，高校的学杂费比重仍保持在60%左右，表明高等学校自筹经费的增加主要依赖学杂费的收取。通常学杂费标准的制定要根据高等教育的成本和当地的经济发展水平等因素共同决定，目前高等教育的收费标准已经超出了许多家庭的承受能力。因此，不能完全寄希望于高收费来解决高等教育经费不足的困难。

**3. 教育部直属高校教育经费拨款方式难以体现学科差异**

近年来，高校逐渐改变了过去单一学科的发展思路，而向综合性方向发展，开设的学科门类逐渐增多。目前，除部分医科大学以及艺术类院校外，其他各高校开设的学科门类涵盖了自然科学与人文社会科学。就现行的高校拨款方式本身来看，"综合定额加专项补助"既没有充分考虑不同专业的学生培养成本的差异，也没有考虑学校不同职能活动的运行成本的差异，因而与学校成本状况并不十分适应。

在财政定额拨款标准方面，虽然"985 工程"院校与非"985 工程"院校存在差别，但理工类院校和文科类院校之间并没有充分体现成本差异。对国家经济持续发展具有重要战略意义的农、林、水、地、矿、油等专业性院校，没有充分体现财政的宏观政策导向作用。目前的财政拨款并没有过多地考虑不同学科培养成本的差异，而主要考虑学校是重点院校还是一般院校等学校类型因素，生均综合定额标准的确定依据不足，长期以来未进行科学合理的测算，主观性大。由于"985 工程""211 工程"等专项经费不得用于与建设项目无关的日常公共经费开支，致使高校一方面专项经费有较多结余，另一方面非专项经费拨款不能维持学校的正常运转。

## 二、地方高校教育投入情况

### （一）地方高校教育经费政府投入占 GDP 的比例

衡量一个国家财政性教育经费是否充足的常用指标是财政性教育经费占国内生产总值（GDP）的比例。我国高等教育属非义务教育范围，据相关资料显示，近年来，我国在普通高等教育经费中的政府投入比例还是相当低的，远远没有达到《中国教育改革和发展纲要》关于到 20 世纪末国家财政性教育经费支出占国民生产总值 4% 的既定目标。而教育支出占财政支出的比例却在不断下降，此项比例 1990 年达到 13.40%，到 2004 年下降为 12.03%。2004—2005 年我国财政性教育经费占 GDP 的比例分别为 2.79% 和 2.82%，而同期世界财政性教育经费占 GDP 的平均水平为 4.9%，发达国家为 5.1%，欠发达国家也为 4.1%。可见与国外相比，我国政府对高校的财政投入是远远不够的。

就地方综合性高校而言，有关统计显示，1998—2001年的4年中，中央对划转地方的184所高校共划拨经费45亿元，安排专项资金仅14亿元，合计年校均经费约800万元，其他均由地方负担或补贴。地方拨付共建学校专项经费达30多亿元。可见，中央拨给地方综合性高校的财政性教育经费是极其有限的，地方政府由于其财力本来就有限，因而不足以弥补地方综合性高校发展所需的财政性教育经费。

截至2011年，全国由省、直辖市管理的地方普通高等学校有1394所，占全国普通高等学校数量的92%，学生人数的85%。但地方综合性高校获得的教育经费仅占全国普通高等学校经费收入的60.6%。地方综合性高校生均教育经费支出和生均预算内教育经费支出分别仅为中央部属高等学校的49%和43%。由此可见，地方综合性高校财政性教育经费不足。

（二）地方高等院校非财政性教育经费收入情况

非财政性教育经费包括学杂费、社会团体和公民个人助学费、社会捐赠和其他收入。随着改革的深入、企业自主权的扩大和人民群众收入水平的提高，我国财政性高等教育经费投入比重逐年下降，非财政性教育经费所占比重有了明显提高。从2002年开始，非财政性教育经费投入超过了财政性投入的比例，成为我国高等教育筹集资金的重要来源，这说明我国高等教育经费正在走向多元化。

**1. 学杂费收入**

我国高校从1989年对大部分学生开始收取学杂费，随着改革的深入和上学缴费观念成为共识，学生家庭对教育的投入明显加大，1999年全国普通高校生均学杂费为2769元，约占当年生均经费的23.4%。从2000—2006年间全国高等教育各项经费来源占高等教育总经费的比例来看，国家财政性教育经费仍是高等教育投入的最主要来源，平均占47.72%。学杂费占 29.7%，已经成为高等教育的第二大主要经费来源，而且正规学生的学费已达到了政府提出的"普通高等学校学费占每生每学年平均教育培养成本的比例一般不超过 25%"的最高限额。

**2. 社会团体、公民个人助学费和社会捐赠**

从高等教育各项经费收入变动趋势来看，各项经费绝对数额总体呈上升趋势，社会团体和公民个人助学费增长最快，从 2000 年的 9.1 亿元增长到 2006 年的 234.3 亿元，增长了 25.75 倍。社会捐赠数额最少，增长速度较慢。2006 年，社会团体和公民个人助学费占高等教育总经费的 8.76%，社会捐赠只占 0.73%。因此可以看出，财政性教育经费和学校事业收入（主要是学杂费收入）呈现出此消彼长的态势。财政性教育经费 2000 年占 57.3%，到 2006 年为 42.6%，下降了 14.7 个百分点，而事业收入中的学杂费则从 22.04% 增长到 33.9%，上升了 11.9 个百分点。

### （三）全国普通高校教育经费政府投入和非政府投入情况

从 2003—2007 年的 5 年间，普通高校教育经费政府投入总体呈上升态势，从 2003 年的 836.94 亿元增长到 2007 年的 1574.48 亿元。但从占总投入的比例来看，则呈下降态势，从 2003 年的 49.73% 下降到 2007 年的 48.30%，总体上未超过 50%。中间有所起伏，先下降再上升，其中 2005 年达到最低点为 46.21%。在政府投入中，预算内教育经费所占的比例也呈先下降后上升的态势，基本在 46% 中心线上呈上下波动。另外，各级政府征收的税费、校办产业和社会服务收入所占的比例基本呈下降态势。相应的这 5 年间，普通高校教育经费非政府投入呈上升态势，从 2003 年的 846.13 亿元上升到 2007 年的 1685.25 亿元；占总投入的比例也呈上升态势，从 2003 年的 50.27% 上升到 2007 年的 51.70%，中间略有波动，呈先上升后下降态势,其中以 2005 年所占比例为波峰,达到 53.79%,比上一年的 2004 年增加了 2.04 个百分点。其中,事业收入(含学杂费)所占比例也呈先上升后下降的态势,以 2005 年为波峰,达到 46.26%,比 2004 年增加了 1.79 个百分点。社会捐赠收入所占比例呈小幅度下降态势,其他收入则呈稳步增长态势(表 6-2)。

表 6-2 我国普通高校教育经费投入情况

| 项目 | 年度 | | | | |
|---|---|---|---|---|---|
| | 2003 | 2004 | 2005 | 2006 | 2007 |
| 总投入(亿元) | 1683.07 | 2000.15 | 2341.83 | 2669.84 | 3259.73 |
| 政府投入(亿元) | 836.94 | 965.01 | 1082.25 | 1247.49 | 1574.48 |
| 政府投入占总投入的比例(%) | 49.73 | 48.25 | 46.21 | 46.73 | 48.30 |
| 预算内教育经费占总投入的比例(%) | 47.97 | 46.55 | 44.68 | 45.23 | 47.22 |
| 各级政府征收的税费占总投入的比例(%) | 0.62 | 0.60 | 0.48 | 0.51 | 0.52 |
| 校办产业和社会服务收入占总投入的比例(%) | 1.14 | 1.10 | 1.05 | 0.99 | 0.56 |
| 非政府投入(亿元) | 846.13 | 1035.14 | 1259.58 | 1422.35 | 1685.25 |
| 非政府投入占总投入的比例(%) | 50.27 | 51.75 | 53.79 | 53.27 | 51.70 |
| 事业收入(学杂费)占总投入的比例(%) | 42.87 | 44.47 | 46.26 | 45.15 | 42.73 |
| 捐赠收入占总投入的比例(%) | 1.52 | 1.08 | 0.90 | 0.72 | 0.79 |
| 其他收入占总投入的比例(%) | 5.88 | 6.20 | 6.63 | 7.40 | 8.18 |

(数据来源:由《中国教育经费年鉴》2004—2008 年计算得到)

## （四）地方高校教育经费短缺的原因

**1. 办学规模不断扩大，教育经费需求增大**

随着 1999 年的高校扩大招生，我国的高等教育发展迅速进入了大众化阶段。高等教育的快速发展，一方面满足了广大家长渴望子女接受高等教育的要求，另一方面也基本适应了经济社会发展对高素质专门人才的需要。地方高等院校作为扩招的主力军，在经过几年的扩招以后，原有的教学设备、设施及师资队伍已经超负荷运行。在这样的背景下，教学质量难以得到提高，学校的日常运行难以得到保障。按照教育部关于普通高校的设置标准计算，每增加一个学生需要新增基本建设投资 38130 元，高等教育仅规模扩大一项，就需要大量的投入。再加上历史欠账和日常事业性支出等其他因素，教育经费投入的需求就更大了。

**2. 政府对高等教育的投入不足**

我国作为发展中国家，在从计划经济向市场经济转化的过程中，虽然经济的增长率和财政的增长率都保持了较快的增长态势，但是我国的财政收入总量仍然比较低，各方面对财政资金的竞争非常的激烈。

首先，我国基础设施欠账严重，需要政府进行大规模投资。

其次，社会保障体系中的养老、失业、医疗等保障资金短缺严重，需要大量政府的财政资金进行弥补。

第三，九年制义务教育发展程度不够，急需政府加大投入。

相对于上述各方面，高等教育的投入在国家财政投入中并不居于优先地位，这样要使政府加大对高等教育的投入是相当困难的。目前，高等教育财政性拨款是我国高校唯一可以指望在拨付数量上面有所突破的经费渠道，但是与其他国家相比，我国对高等教育的财政投入不仅低于发达国家的平均水平，也低于其他发展中国家的平均水平。

目前，地方高校的经费投入主要来自于地方财政，地方高校在高等教育大众化阶段中所产生的办学成本大多转嫁到了地方政府的身上。地方政府对地方高校教育经费投入的缺乏，已经成为困扰地方高等院校发展的一个严重障碍。

### 3. 地方高校经费筹措渠道不够完善

我国在高等教育经费投入上进行了很多的创新和尝试，经过多年的不断完善，初步形成了以政府拨款为主、多种渠道筹措教育经费为辅的新机制。这一机制的形成使经费的投入得到了较快的增长，教育教学等多个方面得到了较大的改善，为高校的进一步发展创造了有利的条件。这种新的经费筹措机制在地方高校并没有得到有效的运行。由于诸多原因的限制，地方高校教育经费的来源主要还是依靠地方政府的投入和学杂费的收取，教育经费的投入仍然滞后于教育改革的要求。

首先，与部属高校相比，地方高校的政府投入相对不足。虽然从我国高等学校的构成来看，地方高校的数量占有绝对的优势，但是与部属高校相比，其获取经费的数额和受政府重视的程度都处于弱势地位。在高等教育大众化的背景之下，由于我国经济实力的限制，以及政府长期实行扶优保重的政策，对于高校投入的财政资金必须有所倾斜和侧重，因此，有限的教育经费必然向少数重点院校倾斜，导致有限的教育经费过多集中于少数的高校。从具体情况来看，国家在政策上和资金上对"211工程"和"985工程"院校的投入远远大于对地方高等院校的投入。由于地方高等院校自身条件的限制，要在这里面分一杯羹非常困难。

其次，以收取学杂费作为地方高校筹资渠道存在的问题颇多。根据规定，学校每年收取学费的标准，既要参照年生均培养成本，还要充分考虑当地经济发展水平和学生家庭或个人的承受能力。但是由于价格机制对供需矛盾调节乏力和高等教育管理体制方面的问题，高等教育成本分担机制不健全，分担比例不合理，个人对高等教育的投入并没有随着收入水平的增长及市场物价水平上涨而增加。政府教育投入增长缓慢，市场因素和价格机制都没能发挥应有的作用。

地方高校的学生大多来自本省，本省居民收入的状况直接制约地方高校学费的提高。根据统计资料显示，2000年我国城镇居民人均可支配收入为6280元，农村居民人均纯收入为2253.4元，二者的比例为2.79:1。到了2007年，城镇居民人均可支配收入为13786元，农村居民人均纯收入为4140元，这一比例扩大到了3.33:1。因此，高昂的学费势必会给农民和城市低收入人群带来沉重的经济压力。在政府财政以及银行等相关机构缺乏完善配套资助措施支持的情况下，大幅度提高高校收费标准势必会造成许多贫困学生上不起大学，导致新的社会不公平产生，进而影响社会安定和经济发展。这些因素也限制了近期地方高等院校依靠学杂费上涨来增加教育经费收入的可能性。

第三，地方高校接受社会捐赠和提供社会服务的比例过低。国外的大学，特别是西方国家的大学，其经费来源除了传统的财政拨款和学杂费收入以外，还可以从提供社会服务、接受社会捐赠等其他渠道获得。而我国地方高校由于发展历史短、知名度欠缺、筹资观念落后、接受捐赠和社会服务机制不健全等原因，利用捐赠渠道和为社会提供服务的渠道来获取办学经费还不成熟。大多数的地方高校基本没有经常性的捐赠收入或较大数额的捐赠收入，其社会服务的收入也不能很好地弥补办学经费的不足。因此，我国地方高校的经费筹措形式仍然是以财政预算内拨款和学杂费为主的二元化格局，没有形成真正意义上的多元化筹资格局。

## 第四节　地区间高等教育财政性投入概况

我国高等教育区域间的投入相差很大。中央对地方的教育支持很复杂，包括专项转移支付和一般性转移支付。

专项转移支付主要是专款专用，不计入地方可支配财力。其总体上缺乏科学和规范的分配标准，人为因素影响较大，从而造成地方政府间的恶性竞争，并且获得信息和监督的成本较高。

一般性转移支付包括考虑了教育因素的一般性转移支付、农村税费改革转移支付和没有考虑教育因素的税收返还。其中，考虑了教育因素的规范、公式化转移支付比例较小，税收返还在财政转移支付中占了较大比重，它在一定程度上维持了地方财政布局不平衡的格局。

国家高等教育投入实际上只支持了部分地区的部分高校。据统计，既是"211工程"院校又是"985工程"院校，还是研究生院的高校共有36所，这些高校近年来得到了国家教育经费的大力支持，各方面发展很快。但是其中西部高校只有6所：陕西省3所，四川省2所，甘肃省1所，仅占总数的16.67%，是中东部地区的20%。

此外，随着各地区经济发展的不平衡，各地方政府对地方高校的投入也相差甚远，使得高等教育区域发展不平衡的态势越来越突出。中央财政负责划拨经费的111所部属高校中，整个西部地区仅有18所，占16.22%；而北京市就有34所，占31%。时至今日，西部的贵州、青海、西藏、广西、云南、新疆等7个省或自治区没有部属高校。由于西部地区经济欠发达，2005年青海、西藏、宁夏三省区的GDP都未超过1000亿元，地方政府能够提供的教育经费非常有限。陕西省是教育大省，截至2012年共有高校79所，其中73所为地方院校，数量之多居全国第13位，西部地区之首，但其2012年GDP仅为14451.18亿元，列全国第16位，地方高校的教育经费呈现出"僧多粥少"的局面。2009年全国有18个省、自治区、直辖市预算内教育经费占财政支出比例比上年有不同程度的下降。加之各地区对高等教育投入长期累积的"欠账"，使得这种地区间的差距还有扩大的趋势。

依据人均GDP、农业在国民经济中的比重以及社会环境与制度等，以北京、上海作为发达地区代表，云南和贵州作为欠发达地区代表，重点分析这几个地区在教育投入与经济发展上的差距。

## 一、发达地区与不发达地区经济发展比较

### 1. 从整体情况看

被选地区的国民生产总值都呈现不断增长态势。如上海地区国民生产总值一直居全国第一位，2004年为8072.83亿元，2008年增长到13698.15亿元，五年间增长了5625.32亿元，增幅达69.69%；而相对落后的贵州省国民生产总值2004年仅为1677.8亿元，2008年增长到3333.4亿元，增长幅度相对较快，五年间增长了近2倍（表6-3）。

表6-3　北京、上海、贵州、云南四地区2004—2008年国民生产总值（亿元）

| 地区 | 2004年 | 2005年 | 2006年 | 2007年 | 2008年 |
| --- | --- | --- | --- | --- | --- |
| 北京 | 6060.28 | 6886.31 | 7861.04 | 9353.32 | 10488.03 |
| 上海 | 8072.83 | 9154.18 | 10366.37 | 12188.85 | 13698.15 |
| 贵州 | 1677.80 | 1979.06 | 2270.89 | 2741.90 | 3333.40 |
| 云南 | 3081.91 | 3472.89 | 3981.31 | 4741.31 | 5700.10 |

### 2. 从国民生产总值的增长幅度看

无论是发达地区的北京、上海，还是欠发达的贵州和云

南，都呈现了相对快速的增长态势，且欠发达地区增长的绝对速度还要高于发达地区。如北京地区，2008年比2004年国民生产总值增长了4427.75亿元，增长幅度为73.1%；而云南2008年比2004年增长了2618.19亿元，增长幅度达到了84.95%，见图6-2。

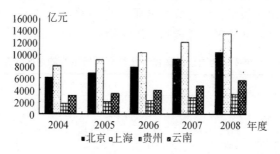

图6-2 2004~2008年北京、上海、贵州、云南四地区国民生产总值增长情况

## 二、普通高等学校教育规模的地区差异

普通高等学校教育规模主要用在校生数来表征。截至2012年，中国西部12个省、自治区和新疆生产建设兵团的高等学校在校生人数达到651.5万，约占全国高校在校生总人数的29.59%。西部地区每十万人高等学校在校生数为21.5%。无论是高校总数，还是重点、一般、民办高校数量，东部地区都占有绝对的优势。东部11个省区，拥有全国高校总数的49%，重点高校总数的60%，一般高校总数的44%，民办高校总数的55%。除重点大学外，中部和西部地区的高校数量基本持平，分别占全国的1/4左右。

这充分说明东、中、西部地区间差异明显，而且主要表现为东部地区与中、西部的差异。

## 三、普通高等学校教育质量和办学效益的地区差异

### 1. 普通高等学校专任教师学历结构的地区差异

质量是高校的生命线，没有质量作保证，高等教育培养人才、发展学科和社会服务的职能就无法实现。教育质量的高低主要取决于教师，没有好的教师，高等教育质量不可能提高。东、中、西部地区专任教师学历结构见表6-4。

**表6-4　2004年全国普通高校专任教师学历结构的地区分布（人）**

| 地区 | 学历结构 | | | | |
|---|---|---|---|---|---|
| | 博士 | 硕士 | 本科 | 专科及以下 | 合计 |
| 东部 | 43751 | 116784 | 235106 | 12811 | 408452 |
| 中部 | 17511 | 69144 | 195476 | 10366 | 292497 |
| 西部 | 9225 | 37932 | 102123 | 8164 | 157444 |
| 合计 | 70487 | 223860 | 532705 | 31341 | 858393 |

从上表可以看出，2004年全国普通高校具有博士学位的专任教师在东、中、西部地区分别占教师总数的62.1%、24.8%和13.1%和具有硕士学位的专任教师分别占教师总数的52.2%、30.9%和16.9%；具有本科学历和学士学位的专任教师分别占教师总数的44.1%和36.7%和19.2%。因此，纵向比较来看，具有高学历（学位）的专任教师比例，东部地区最高，中部地区次之，西部地区最低，而且差异明显。

### 2. 普通高等学校办学效益的地区差异

教育经济学一般采用师生比来衡量办学的效益，事实上，目前尚无统一的师生比衡量标准。通常采用师生比、生均图书、生均校舍面积和生均专用设备四个指标来进行比较（表6-5）。

表6-5 东部、中部、西部地区普通高校的办学效益情况

| 地区 | 1999年 | | | | 2004年 | | | |
|---|---|---|---|---|---|---|---|---|
| | 师生比 | 生均校舍面积（m²） | 生均图书（册） | 生均专用设备（元） | 师生比 | 生均校舍面积（m²） | 生均图书（册） | 生均专用设备（元） |
| 东部 | 1:10.4 | 29.6 | 124 | 5416 | 1:16.9 | 21.6 | 66 | 6252 |
| 中部 | 1:11.5 | 30.9 | 105 | 3466 | 1:17.4 | 22.0 | 61 | 4123 |
| 西部 | 1:6.9 | 32.1 | 123 | 3653 | 1:15.9 | 25.5 | 62 | 4028 |

[数据来源：1999年和2004年教育部财务司《全国教育经费统计报表（分析表）》]

相比1999年，2004年三大地区的师生比和生均专用设备都有不同程度的增加，而生均校舍面积和生均图书则有不同程度的降低。其中，中部地区的师生比最高，其次是东部地区，最后是西部地区。如果仅此而言，中部地区的办学效益在三大地区最高。但结合生均图书、生均专用设备这两项效益指标，东部地区的办学效益最高，中部地区次之，西部地区排在最后。相比1999年，2004年三大地区的生均专用设备的差异在逐渐扩大。

分析表明，我国普通高等学校的规模、结构、质量和效益的地区差异日趋明显，并有扩大趋势，这显然不符合科学发展的主旨。

## 第五节 不同学科类别高等教育财政性投入概况

目前，我国高等教育投入除地方院校与部属院校不同外，学科类别也不同，从毕业生的数量上可以反映出其差异（见表6-6）。

表6-6　2010年不同学科毕业生情况（人）

| 学科类别 | 毕业生总数 | 本科 | 专科 | 占毕业生总数比例（%） |
|---|---|---|---|---|
| 总　计 | 1772972 | 773357 | 999615 | |
| 哲　学 | 758 | 79 | 679 | 0.04 |
| 经济学 | 84853 | 27233 | 57620 | 4.79 |
| 法　学 | 76825 | 56231 | 20594 | 4.33 |
| 教育学 | 104418 | 46037 | 58381 | 5.89 |
| 文　学 | 241808 | 160703 | 81105 | 13.64 |
| 外　语 | 73555 | 47880 | 25675 | 4.15 |
| 艺　术 | 46005 | 21791 | 24214 | 2.59 |
| 历史学 | 3666 | 3308 | 358 | 0.21 |
| 理　学 | 49986 | 41228 | 8758 | 2.82 |
| 工　学 | 471875 | 157468 | 314406 | 26.61 |
| 农　学 | 28852 | 14460 | 14392 | 1.63 |
| 医　学 | 247510 | 107672 | 139838 | 13.96 |
| 管理学 | 462422 | 158938 | 303484 | 26.08 |
| 师　范 | 237826 | 170521 | 6730 | 13.41 |

从上表可以看出，我国教育资源主要分布在管理学、工学、文学及医学方面，反映出我国教育资源在各学科间存在显著差异。

## 第六节　中医药高等教育投入概况

新中国成立以来，我国高等教育呈现出明显的阶段性态势。中医药高等教育在全国高等教育发展的大背景下也呈现出阶段性态势。就办学规模而言，自改革开放之初至1998年，中医药高等教育为平稳持续增长阶段。从1999年开始，随着高等教育大众化进程的加快，高等教育迅速实现了从"精英教育"向"大众化教育"的历史跨越,中医药高等教育亦受到一定程度的影响,呈现出快速增长的势头。高等教育经历了7年的快速"扩招"之后,随着"第二次全国普通高等学校本科教学工作会议"的召开和"十一五"规划的实施,高等教育规模发展的势头明显减弱,开始回到以内涵建设为主的轨道上来。纵观发达国家的高等教育,其由"精英教育"向"大众化教育"迈进的时间一般为10年左右。由此可见,我国高等教育的发展速度趋缓也基本符合国际高等教育的发展规律。在这一基本趋势下,中医药高等教育也必然受到影响,显现出类似的特征。

## 一、中医药高等教育的投入

### (一)高等中医药院校规模

1999—2010年,我国中医药教育处于快速发展阶段。规模以本专科增长为主,尤其是中药类增长速度加快,中医类发展相对缓慢,非中医药类发展迅速。各类高等中医药院校在校生人数已经达到46.0939万人,与1999年的4.8857万人相比,增长了9.43倍。1999—2010年全国高等中医药院校学生人数见表6-7。

表6-7 1999—2010年全国高等中医药院校学生数 (人)

| 年 度 | 毕业生数 | 招生数 | 在校学生数 |
| --- | --- | --- | --- |
| 1999 | 8452 | 16673 | 48857 |
| 2000 | 7741 | 22835 | 63492 |
| 2001 | 8951 | 28759 | 83239 |
| 2002 | 12471 | 42511 | 122376 |
| 2003 | 16745 | 48989 | 157446 |
| 2004 | 48888 | 90195 | 234558 |
| 2005 | 67841 | 95945 | 304775 |

续表

| 年　度 | 毕业生数 | 招生数 | 在校学生数 |
|---|---|---|---|
| 2006 | 65278 | 100747 | 331510 |
| 2007 | 86296 | 112212 | 377475 |
| 2008 | 95692 | 119748 | 409038 |
| 2009 | 103922 | 129358 | 435780 |
| 2010 | 114079 | 144919 | 460939 |

## （二）高等中医药院校办学资源

"十五"期间，全国高等中医药院校的硬件建设情况：

### 1. 占地总面积扩大

2010年校产占地面积总数达到2203.2722万平方米，是1999年的5.8倍，生均47.79平方米。

### 2. 实验室面积增加

2010年实验室、实习场所面积校产为201.4864万平方米，非学校产权为60.9837万平方米，生均5.69平方米。

### 3. 教学、科研仪器设备总值增加

2010年教学、科研仪器设备总值达到1417029.26万元，是1999年的40.82倍，生均30742元；拥有计算机6.8216万台（含非教学用计算机），百名学生拥有计算机14.8台。

### 4. 馆藏图书明显增加

2010年高等中医药院校馆藏图书总量达到2613.37万册，电子图书达到99789.67片，生均56.7册。图书馆面积：2010年达到62.3259万平方米，生均1.35平方米。

### 5. 教室面积增加

2010年为140.5278万平方米，是1999年的7.1倍，生均3.86平方米。

### 6. 体育馆面积增加

2010年达到22.3155万平方米，生均0.48平方米。

## 7. 学生公寓面积增加

2010年达到247.4384万平方米,生均5.37平方米。

1999—2010年全国高等中医药院校资产情况见表6-8。

表6-8 1999—2010年全国高等中医药院校资产情况(一)

| 年度 | 占地面积(m²) 学校产权 | 占地面积(m²) 非学校产权 | 图书馆面积(m²) 学校产权 | 图书馆面积(m²) 非学校产权 | 一般图书(万册) 学校产权 | 一般图书(万册) 非学校产权 | 电子图书 学校产权 | 电子图书 非学校产权 | 拥有教学用计算机(台) 学校产权 | 拥有教学用计算机(台) 非学校产权 |
|---|---|---|---|---|---|---|---|---|---|---|
| 1999 | 3788721 | — | 114407 | — | 708.00 | — | — | — | — | — |
| 2000 | 3765675 | — | 122439 | — | 739.22 | — | — | — | — | — |
| 2001 | 4192140 | — | 127799 | — | 788.83 | — | — | — | — | — |
| 2002 | 9423322 | 653902 | 152342 | 11723 | 935.00 | 83.00 | 62408 | 792(片) | 10434 | 1556 |
| 2003 | 14070282 | 867871 | 231559 | 34688 | 1065.00 | 171.00 | 540074 | 71270(片) | 15816 | 2248 |
| 2004 | 18178991 | 1027782 | 1012379 | 230075 | 1409.55 | 153.55 | 449.32 | 115.69(片) | 25127 | 1910 |
| 2005 | 18941310 | 844176 | 412481 | 14932 | 1687.29 | 156.61 | 573.93 | 95.65(片) | 31415 | 2731 |
| 2006 | 21289043 | 1656979 | 513670 | 15876 | 1917.64 | 161.86 | 691.12 | 94.96(万册) | 35232 | 2557 |
| 2007 | 20628553 | 3040182 | 616332 | 36467 | 2145.61 | 179.06 | 952 | 149.55(万册) | 39487 | 3226 |
| 2008 | 20658796 | 3732753 | 596996 | 79263 | 2299.22 | 245.65 | 1032.15 | 170.09(万册) | 43068 | 3160 |
| 2009 | 21472554 | 3598151 | 626072 | 66111 | 2555.84 | 145.25 | 305370.09 | (GB) | 65300 | 2612 |
| 2010 | 22032722 | 3579231 | 623259 | 36483 | 2613.37 | 125.91 | 187514.02 | (GB) | 68216 | 2500 |

表6-8 1999—2010年全国高等中医药院校资产情况（二）

| 年度 | 教学、科研仪器设备总值(万元) 学校产权 | 非学校产权 | 教室面积(m²) 学校产权 | 非学校产权 | 实验室、实验场所面积(m²) 学校产权 | 非学校产权 | 体育面积(m²) 学校产权 | 非学校产权 | 学生宿舍(公寓)面积(m²) 学校产权 | 非学校产权 |
|---|---|---|---|---|---|---|---|---|---|---|
| 1999 | 34714.94 | — | 197971 | — | 393582 | — | — | — | 346431 | — |
| 2000 | 44717.55 | — | 237797 | — | 404670 | — | — | — | 456604 | — |
| 2001 | 55300.09 | — | 284694 | — | 462227 | — | 32715 | — | 595303 | — |
| 2002 | 72891 | 4985 | 426912 | 135732 | 544145 | 135139 | 43871 | 4700 | 850428 | 257794 |
| 2003 | 99565 | 10903 | 726939 | 255652 | 874784 | 287815 | 52539 | 9622 | 1068925 | 401892 |
| 2004 | 142780.38 | 11331.56 | 2834287 | 655097 | 342394 | 46970 | 1288457 | 353693 | 1542823 | 433486 |
| 2005 | 174883.45 | 30756.21 | 1176084 | 182635 | 1647625 | 276943 | 151005 | 7166 | 1864589 | 461873 |
| 2006 | 995591.43 | 113410.8 | 1341158 | 100747 | 1696225 | 187401 | 183429 | 7527 | 2206741 | 383900 |
| 2007 | 222980.5 | 48074.29 | 1291927 | 209316 | 1702492 | 690505 | 251806 | 18230 | 2405638 | 420513 |
| 2008 | 1214696.93 | 170990.26 | 1305077 | 277663 | 1705713 | 763332 | 248233 | 35270 | 2364934 | 536283 |
| 2009 | 1269100.79 | 119730.56 | 1361821 | 236573 | 2026387 | 650923 | 223303 | 29815 | 2501177 | 508545 |
| 2010 | 1417029.26 | 113719.70 | 1405278 | 155272 | 2014864 | 609837 | 223155 | 19153 | 2474384 | 538517 |

### (三) 高等中医药院校师资队伍结构

2010 年，全国高等中医药院校专任教师总数为 2.1807 万人。其中，教授、副教授、讲师、助教、教员所占比例分别为 15.54%、28.51%、33.74%、18.31% 和 4%；博士、硕士、本科和专科以下学历分别占 14.7%、37.55%、45.7% 和 2%；博士研究生导师 1472 人，硕士研究生导师 7433 人。1999—2010 年全国高等中医药院校专任教师情况见表 6-9。

表 6-9 1999—2010 年全国高等中医药院校专任教师情况 （人）

| 年度 | 职称 | 博士 | 硕士 | 本科 | 专科以下 | 合计 |
| --- | --- | --- | --- | --- | --- | --- |
| 1999 | 教授 | 32 | 143 | 616 | 48 | 839 |
| | 副教授 | 74 | 478 | 1627 | 174 | 2353 |
| | 讲师 | 39 | 496 | 1461 | 89 | 2085 |
| | 助教 | 6 | 185 | 800 | 66 | 1057 |
| | 教员 | 5 | 35 | 141 | 4 | 185 |
| | 总计 | 156 | 1337 | 4645 | 381 | 6519 |
| 2000 | 教授 | 40 | 178 | 570 | 44 | 832 |
| | 副教授 | 107 | 488 | 1623 | 154 | 2372 |
| | 讲师 | 48 | 447 | 1378 | 100 | 1973 |
| | 助教 | 1 | 207 | 836 | 49 | 1093 |
| | 教员 | 4 | 40 | 146 | 67 | 257 |
| | 总计 | 200 | 1360 | 4553 | 414 | 6527 |
| 2001 | 教授 | 51 | 217 | 523 | 40 | 891 |
| | 副教授 | 128 | 536 | 1607 | 158 | 2429 |
| | 讲师 | 71 | 501 | 1347 | 100 | 2019 |
| | 助教 | 3 | 258 | 821 | 34 | 1116 |
| | 教员 | 4 | 72 | 276 | 8 | 360 |
| | 总计 | 257 | 1584 | 4634 | 340 | 6815 |

续表

| 年度 | 职称 | 博士 | 硕士 | 本科 | 专科以下 | 合计 |
|---|---|---|---|---|---|---|
| 2002 | 教授 | 85 | 300 | 662 | 36 | 1083 |
| | 副教授 | 205 | 600 | 1828 | 174 | 2807 |
| | 讲师 | 116 | 643 | 1576 | 188 | 2523 |
| | 助教 | 7 | 343 | 982 | 53 | 1385 |
| | 教员 | 7 | 90 | 289 | 14 | 400 |
| | 总计 | 420 | 1976 | 5337 | 465 | 8198 |
| 2003 | 教授 | 109 | 327 | 783 | 33 | 1252 |
| | 副教授 | 250 | 648 | 2094 | 125 | 3117 |
| | 讲师 | 115 | 728 | 1636 | 129 | 2608 |
| | 助教 | 17 | 475 | 1297 | 55 | 1844 |
| | 教员 | 17 | 107 | 278 | 7 | 409 |
| | 总计 | 508 | 2285 | 6088 | 349 | 9230 |
| 2004 | 教授 | 186 | 495 | 1103 | 44 | 1828 |
| | 副教授 | 312 | 897 | 2873 | 203 | 4285 |
| | 讲师 | 185 | 1039 | 2366 | 220 | 3810 |
| | 助教 | 17 | 713 | 1714 | 86 | 2530 |
| | 教员 | 16 | 250 | 514 | 46 | 826 |
| | 总计 | 716 | 3394 | 8570 | 599 | 13279 |
| 2005 | 教授 | 322 | 604 | 1309 | 67 | 2302 |
| | 副教授 | 458 | 983 | 3041 | 240 | 4722 |
| | 讲师 | 320 | 1317 | 2156 | 291 | 4084 |
| | 助教 | 18 | 1297 | 1858 | 108 | 3281 |
| | 教员 | 9 | 289 | 232 | 37 | 567 |
| | 总计 | 1127 | 4490 | 8596 | 743 | 14956 |

续表

| 年度 | 职称 | 博士 | 硕士 | 本科 | 专科以下 | 合计 |
|---|---|---|---|---|---|---|
| 2006 | 教授 | 420 | 560 | 1245 | 104 | 2337 |
| | 副教授 | 583 | 967 | 2914 | 226 | 4690 |
| | 讲师 | 410 | 1633 | 2178 | 172 | 4393 |
| | 助教 | 4 | 1844 | 1979 | 60 | 3887 |
| | 教员 | 16 | 301 | 232 | 21 | 570 |
| | 总计 | 1433 | 5305 | 8548 | 583 | 15877 |
| 2007 | 教授 | 491 | 612 | 1379 | 94 | 2576 |
| | 副教授 | 647 | 1098 | 3251 | 201 | 5197 |
| | 讲师 | 590 | 2100 | 2708 | 171 | 5569 |
| | 助教 | 13 | 2239 | 2183 | 54 | 4489 |
| | 教员 | 20 | 375 | 275 | 25 | 695 |
| | 总计 | 1761 | 6424 | 9796 | 545 | 18526 |
| 2008 | 教授 | 608 | 712 | 1515 | 60 | 2895 |
| | 副教授 | 829 | 1248 | 3326 | 175 | 5578 |
| | 讲师 | 731 | 2586 | 2798 | 164 | 6279 |
| | 助教 | 38 | 2234 | 1895 | 56 | 4223 |
| | 教员 | 36 | 521 | 441 | 41 | 1039 |
| | 总计 | 2242 | 7301 | 9975 | 496 | 20014 |
| 2009 | 教授 | 764 | 820 | 1669 | 51 | 1022 |
| | 副教授 | 1022 | 1312 | 3621 | 151 | 6106 |
| | 讲师 | 976 | 2699 | 2963 | 160 | 6798 |
| | 助教 | 62 | 2391 | 1732 | 51 | 4236 |
| | 教员 | 19 | 411 | 356 | 39 | 825 |
| | 总计 | 2843 | 7633 | 10341 | 452 | 18987 |
| 2010 | 教授 | 806 | 793 | 1748 | 41 | 3388 |
| | 副教授 | 1164 | 1412 | 3526 | 115 | 6217 |
| | 讲师 | 1126 | 3205 | 2889 | 138 | 7358 |
| | 助教 | 61 | 2362 | 1541 | 29 | 3993 |
| | 教员 | 48 | 417 | 320 | 66 | 851 |
| | 总计 | 3205 | 8189 | 10024 | 389 | 21807 |

**1. 师资队伍的学历结构**

学历层次不断提高。1999 年有专任教师 1.4956 万人，其中博士、硕士、本科和专科以下的比例分别为 2.4%、20.5%、71.3% 和 5.8%。2010 年有专任教师 2.1807 万人，其中博士、硕士、本科和专科以下的比例分别为 14.7%、37.55%、45.97% 和 1.78%。高学历人数升幅加快，博士的比例由 1999 年的 2.4% 提高到 2010 年的 14.7%，硕士的比例由 1999 年的 20.5% 提高到 2010 年的 37.55%。

**2. 师资队伍的职称结构**

1999 年全国高等中医药院校的教授、副教授、讲师、助教和教员所占比例分别为 12.9%、36.1%、32%、16.2% 和 2.8%。2010 年所占比例分别为 15.54%、28.51%、33.74%、18.31% 和 4%。

**3. 各层次教师的学历情况**

2010 年教授中博士、硕士、本科学历分别占 23.79%、23.41% 和 51.6%；副教授中博士、硕士、本科学历分别占 18.72%、22.71% 和 56.7%。

### （四）高等中医药院校对外教育情况

2010 年高等中医药院校的在校留学生为 5860 人，是 1999 年 2141 人的 2.74 倍。从在校留学生的生源看，亚洲生源 5186 人，占 88.5%；留学生的学历层次不断提高，博士生、硕士生、本科生分别占留学生总数的 5.63%、11.86% 和 74.3%。据高等学校外国留学生教学管理部门的统计，截至 2010 年，在华学习中医的留学生中，本科生为 4354 人，研究生为 1024 人，进修生为 3725 人，短期培训生 6000 余人。在我国留学生（本硕）中，中医药类的留学生人数占自然科学类的第一位。

另外，我国每年至少有 4000 多人次的中医药从业人员到境外从事中医教学、临床带教等工作。与此同时，中医药境外办学的数量和专业也在不断增加。各中医药院校先后开展了不同层次、不同规模的海外合作办学,涉及中医、气功、针灸、推拿等多个专业。全国高等中医药院校留学生基本情况见表6-10和表6-11。

表6-10 全国高等中医药院校在校留学生学历层次(人)

| 学历 | 年度 | | | |
|---|---|---|---|---|
| | 2002 | 2004 | 2007 | 2010 |
| 博 士 | 162 | 226 | 239 | 330 |
| 硕 士 | 396 | 437 | 404 | 695 |
| 本 科 | 1628 | 2440 | 3779 | 4354 |
| 专 科 | 8 | 8 | 15 | 19 |
| 培 训 | 673 | 247 | 315 | 462 |
| 总 计 | 2867 | 3358 | 4752 | 5860 |

表6-11 全国高等中医药院校在校留学生来源情况(人)

| 地区 | 年度 | | | |
|---|---|---|---|---|
| | 2002 | 2004 | 2007 | 2010 |
| 亚 洲 | 2303 | 3023 | 4161 | 5186 |
| 非 洲 | 47 | 29 | 54 | 68 |
| 欧 洲 | 239 | 138 | 212 | 254 |
| 北美洲 | 163 | 126 | 235 | 228 |
| 南美洲 | 86 | 15 | 29 | 33 |
| 澳 洲 | 29 | 27 | 61 | 91 |
| 总 计 | 2867 | 3358 | 4752 | 5860 |

## 二、中医药高等教育投入存在的不足

### 1."扩招"导致资源不足

教育部出台高校"扩招"政策后,虽然从资金上给了学校很多支持,但国家的投入与扩大招生的数量不相适应。各院校在扩大招生的同时都存在资金不足的问题,生均面积、生均图书量、仪器设备使用量等虽比1999年有明显增长，但比照2005年的指标增长并不显著，某些方面甚至略有下降，如生均学生公寓面积、教学实习与见习等。高等中医药院校"扩招"还必须考虑到学校的师资力量、实验设备、图书的多少、经费多少及各种后勤服务等基本条件是否匹配，要根据社会需求和学校的实际情况来定。

**2. 财政分配制度不尽规范**

高等中医药院校在经费配置上存在"以城市为中心、效率优先、重点扶持、轻视实力弱学校"等情况。另外，中医药高等教育发展的一些发展性经费，如科研经费等往往通过专项经费的形式划拨，教育部、科技部、国家自然基金委、国家中医药管理局采取项目的竞争性投入机制，造成中医药科研短期化、功利化，长期研究项目难以受到重视。

**3. 难以调动教师的积极性**

中医药高等教育投入不足导致教师工资与其他行业相比差距较大，教师无法将精力全身心地投入到教学工作中，在一定程度上影响了人才培养的质量。

## 三、完善中医药高等教育投入机制的策略

中医药高等教育资源短缺与投入机制不无关系，因此需进一步完善投入机制。

**1. 拓宽投入主体**

政府历来是高等教育投入的主体，作为中医药企业也要切实履行社会责任，在中医药的基础性投入上作出贡献，这不仅有利于中医药振兴，也有利于企业的永续发展。

**2. 改进投入方式**

需增加高等中医药院校经常性的科研与学科建设的政策性拨款，合理安排竞争性拨款，保证中医药科学研究的长期性，促进中医药院校稳定发展。

**3. 转移投入重点**

师承教育是千百年来中医药人才培养的重要途径，也是传承中医药学术思想、经验和技术专长的有效方式。中医师承，教师作用突出，应在投入硬件的基础上，改变"见物不见人"的倾向，多关注对师承教育投入，建立扶持基金，引导教师安心治学，"修德以范众、正身以格人、博学以导师"，这样中医才能后继有人。

# 第七章　高等教育投入的绩效评价

## 第一节　教育投入和产出的关系

### 一、高等教育的成本

高校教育成本分析是高校教育成本管理工作的一个重要组成部分。按照现行高校会计核算制度，高等教育的成本主要分为以下几类：

（一）人员经费支出

人员经费支出即人员成本，是指一定时期内高校教育活动中活劳动的消耗。人员成本在教育成本中所占比例较高，世界大多数国家一般在 50% 以上。在我国，从 1993—1996 年高等教育经费支出来看，人员经费在总经费支出（包括教育事业费和教育基建费）中占 40% 左右。

人员成本包括工资福利、对个人和家庭的补助性支出、学生费。

**1. 工资福利**

工资福利为传授知识消耗的劳动报酬，包括在职教职工的基本工资、各类津贴、奖金、职工福利费、社会保障费支出等。

**2. 对个人和家庭的补助性支出**

高校教职工除了直接的工资性收入外，还享受着一些工资性福利，如高校用于教职工的住房支出，以及物业和房屋修缮等方面学校给予的补贴性支出，还包括学校离退休人员的费用。

**3. 学生费**

学生费是指直接用于学生的助学金、奖学金、勤工助学基金、学生物价补贴、特困生补助费,以及学生的实习实验费、医疗费、学生活动费、招生费、毕业生派遣费、体育维持费等。

(二) 商品服务支出

商品服务支出是指用于维持学校的基本运转以及各类教学活动所需要的支出,主要包括公务费支出和业务费支出。

**1. 公务费支出**

公务费支出是高校用于日常管理、维持高校的正常运转等方面的支出,包括办公费、差旅费、水电费、取暖费、通讯费、交通费、会议费、培训费、维修费及其他经常性费用。

**2. 业务费支出**

业务费支出是高校为了完成教学业务而进行的支出。这部分费用主要包括资料讲义费、教材编审费、业务资料印刷费、体育用品购置费、教学实验用的低值易耗品购置费等经常性支出。

(三) 基本建设支出

基本建设支出主要是指高校的基础设施建设投入(例如教学楼建设、实验室建设、校园建设等)、土地投入等。这些投入形成学校固定资产的一部分,其特征是在一定时期内集中投入后,一般并不随某一时期教育活动的完成而一次性全部消耗掉,而是在长期使用过程中逐渐消耗。

(四) 其他资本性支出

其他资本性支出主要是指用于购置耐用仪器设备的支出,包括耐用教学设备、办公设备和其他设备三个部分。如教学用计算机、投影仪、办公用基本设备,以及学校后勤保障所使用的设备等。这些设备的使用年限都在1年以上,是学校固定资产的一部分。

## 二、高等教育的收益

教育极大地促进了经济增长,说明教育必须在国民收入中分得与其贡献相称的份额;教育极大地提高了人们的配置能力,这说明受过较多教育者更有能力优化自己的资源配置,在既定资源下获得更多的收益。汉森在1963年就对美国的各级教育收益率进行了估算,这是最早的相关文献之一。1967年《人力资源杂志》收集了4个国家即墨西哥、意大利、美国及英国的教育收益率。3年后,汉森受经济合作与发展委员会的委托,把教育收益率的估算扩大到了14个国家。不过就影响之深之广而言,当推萨卡洛布罗斯在1973年出版的《教育收益:国际比较》一书。在该书中,他估算了32个国家的教育收益率,并以此为基础,对收益率的类型进行了划分。之后,他又先后三次对原有的估算进行了扩展,或增加新的数据,或对旧的数据进行补充。

### 1. 个人收益

个人收益是指受教育者个人所得的收益。教育能提高人的素质,使人获得知识和技能,陶冶情操,还能对健康、子女的教育以及家庭消费选择等方面产生巨大的影响。对于某些人来说,接受高等教育本身就是一种精神上的满足,可以帮助其完成自我实现。

中医药高等教育的个人收益率是个人高等教育收益的现期价值与个人高等教育成本的现期价值之比。用公式表示就是:

中医药高等教育的个人收益率 = 个人高等教育收益现期值/个人高等教育成本现期值

一项2000年中国居民接受高中、大专、本科等不同层次教育者年龄、受教育程度、年收入水平三者的关系,见图7-1。

由图7-1可知,年龄、受教育程度、年收入水平三者有

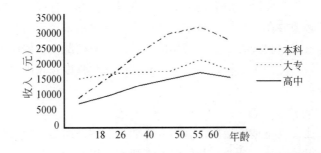

**图7-1 年龄、受教育程度、年收入水平三者的关系**

如下关系：

第一，受教育程度与收入水平呈正相关，绝大多数年龄段，受教育程度越高，所得收入越多，即受教育程度低的收入也低。与高中和大专相比，本科毕业生的收入最高。

第二，不管受教育程度高低，所有人的收入水平都随年龄的增长而增加，直到某一年龄达到最大化，而后曲线变平或开始下降。这种先增加后下降的过程，在某种意义上也是人的体力和智力由不成熟到成熟再到衰退这一人类生命周期的体现，并与"学习曲线"相吻合。

第三，与受教育程度较低者相比，受教育程度较高者的年龄-收入曲线的倾斜度更大。这一方面因为后者的工作年限更短（退休年龄一致时，本科毕业的工作年限通常要比高中毕业短4年），要在较短的工作年限内获得较多的收入，除起点收入较高外，其收入必须以较快的速度增长；另一方面因为后者的生产能力和配置能力较强，这些能力还会进一步得到加强，从而收入增加较快。

第四，受教育程度较高者到退休时的收入水平也比较高。

以上说明，受教育程度与收入水平之间的正相关不是即时的，若从短期看，还可能负相关，比如本科毕业生在工作的开始两年收入要比高中毕业生低。也就是说，受教育程度与收入水平必须放在一个较长时期内才能充分显示出来，说明受教育程度与终生收入有着更为密切的关系。一般情况下，居民家庭财产与居民个人受教育程度呈正相关，文化程度越高则家庭财产越多。

**2. 社会收益**

社会收益是指受教育者本人不能占有的，而是社会其他成员所得的收益。社会收益的受益者通常可以分为三类：

（1）第一类是与地域相关的受益者

①年幼的孩子可以在接受教育的同时受到良好的照顾，间接地增加家庭成员的劳动收入。

②受教育者的邻居也将从中受益，通过受教育者的表率作用，向社区内的孩子提供更高的价值观念和社会行为标准。

③相关地区的纳税人通过支付较少的税金而受益，教育增加伴随着较低的犯罪率和较低的福利依赖率。

此外，受过较高层次的教育者更能适应经济环境的变化，从而在减少结构性失业的同时降低劳动者对社会失业保障的依赖和消除社会不安定的因素。这将减少公众用于社会福利、执法机构和安全方面的支出。

（2）第二类是与职业相关的受益者 劳动者的教育投入可能对其他人的生产率产生正面影响。生产过程是劳动者之间的合作过程，一个劳动者灵活性与适应性的改善将对其他劳动者产生有利影响。其前提是教育确实能有效地帮助改善劳动者的灵活性与适应性。当市场存在不完全性（即工资可能偏离边际收益）时，企业主也会从劳动者因教育增进的生产率中得到收益。

（3）第三类是全社会的共同收益 典型的例子是受教育者的读写能力。读写能力是社会成员取得信息的重要能力，而信息在全社会的广泛传播是取得市场竞争的前提。此外，教育还可以促进教育机构的研究开发活动。在社会存在某一类人员（如市场定价较低、教育成本较高的长线基础研究人员）短缺时，对这类人员的投资会产生较大的外部性。很多经济学家、社会学家把教育对人们思维方式和价值观念的影响视为经济发展和社会现代化的重要条件。

中医药高等教育的社会收益率指整个社会所获得的中医药高等教育收益与它所支付的全部成本（包括政府、社会组织和学生个人支付）之比，公式为：

中医药高等教育的社会收益率 =（中医药高等教育毕业生工资 - 中等教育毕业生工资）÷ 个人中医药高等教育总成本

高等教育的收益率是多方面的，各国高等教育都有很高的个人收益率和社会收益率，而且高等教育的个人收益率大于社会收益率，高等教育的社会收益率明显高于固定资产的社会收益率。同时，由于国家和社会资金基数大，同样的投入增加百分比，可以使国民收入获得更多的增加。因此，吸引更多的社会资金投入中医药高等教育是国家和中医药高等教育筹集经费的重要方向。

## 三、中医药高等教育投入与产出的特点

从某种意义上讲，中医药高等教育机构本身也是一个生产部门，中医药高等教育是有目的、有计划、有组织、有耗费、有产出的社会经济活动。因此，中医药高等教育与一般的物质资料生产部门在某些方面具有共性，比如在成本的分类与核算上就有相似之处，但两者又有着本质的区别。中医药高等教育自身的特点决定了中医药高等教育成本较一般意义上的成本概念有其独特之处，主要表现在以下几个方面：

## (一) 教育成本补偿的间接性

教育成本投入与物质生产领域的投入不同，教育成本补偿具有间接性的特点。学费只是教育成本的一部分，不能完全补偿中医药高等教育投入。教育成本的补偿不是全部发生在教育过程，还发生在劳动力市场和毕业生所从事的社会劳动中。因此，中医药高等教育产品的生产成本不能由高等中医药院校通过收取高额学费的办法进行收回，部分还要通过国家财政拨款，即国民收入的分配与再分配的办法给予补偿。

## (二) 教育成本的递增性

在物资生产领域，随着科技进步和管理的加强，单位产品的生产成本是递减的，而在高校随着时间的推移，教育成本却在不断上升，高等教育成本呈现出不断递增的特性。

造成成本递增的原因是多方面的，但主要受资金取得额度大小、人才培养质量要求、现代科技在人才领域中的运用等因素的影响。事实上，高等教育并不以追求成本最小化为目标。相反，许多高校存在着追求成本最大化的倾向。

教育专家霍华德·鲍恩（Howard Bowen）对此曾作过深刻的分析，并将其归纳为高校费用的五条规律。他认为，院校的主要目标是办学成绩卓越、声望显赫、影响深远，为了追求这些看来富有成果的教育目标，高校所需的费用实际上是无止境的，无论支出多少也很难被认为足够。故此，高校往往开销到其财力所能担负的最大限度，而这些开支一旦被纳入预算固定下来，要撤掉是很困难的。每所院校都尽其所能地筹集资金并将其全部用掉，由此产生的积累效果是开支日趋增长。高等教育代表社会先进的科技水平，因此，采用现代化的教学方式和手段，配置先进的教学仪器和设备，特别是为师生提供良好的工作和生活条件是高校培养出高质量、高水平人才的关键。为了保证中医药高等教育的质量，所消耗的人力、物力、财力就会不断增加,从而导致中医药高等教育成本递增。

### (三) 中医药高等教育产出的长期性

中医药高等教育的投入与产出不能立见效果,教育周期的长期性决定了教育投入见效的时期更长,往往要等到学生毕业才会见到效益。毕业生就业后,其技能的发挥也有一个由小到大逐渐增加的过程。一般来说,毕业生就业后的 10~15 年,教育投入的效益才能达到最高值。可见,教育投入产生效益具有明显的滞后性。但现代教育经济学发现,教育投入虽然周期长,效益滞后,然而这种投入的效益是很大的,能获得加倍的补偿,比一般物资生产领域的投入所产生的效益要大得多,并且这种效益是持久而稳定的。

### (四) 中医药高等教育成本中直接费用少,共同性费用多

产品成本中,直接材料、直接人工等绝大多数费用可以明确确定由某一产品负担,尤其在单一产品生产的车间,基本上所有的费用均可作为直接费用记入相应的产品成本中去。中医药高等教育培养学生时,大量的费用是共同的,各项投入具有综合性,如行政管理人员、教辅人员的工资支出,图书资料,基础课实验室,文化、体育设施,后勤服务设施等,属于专业、学科方面的个别开支相对较少,正是因为这个特点的存在,往往使人们产生中医药高等教育成本简单化的认识。

### (五) 成本与效益在人群上不完全对等性

高等中医药院校作为中医药人才培养的中心,不同于物质资料生产部门,其产品参加社会交换后即取得该产品耗费价值的补偿和利润,为自身带来效益。而高等中医药院校在对人才的培养活动中所创的经济效益和社会效益主要是在国家、社会和个人三者身上得以具体体现的,没有享受过中医药高等教育的人也可以从中医药高等教育的成果中分享利益,因此中医药

高等教育的成本和效益在人群上不完全对等。

（六）中医药高等教育成本具有不确定性

**1. 中医药高等教育成本的非精确性**

学生培养的过程是一个社会公共工程，它主要通过学校这个载体来实现，如果没有国家、社会、学校、个人的共同努力，这个工程无法完成。中医药高等教育的产品没有独立的物质形态实体，很难用检测手段进行准确测试。因此，精确计算成本是困难的，这个特点可以概括为中医药高等教育成本的非精确性。从这个角度来看，国家、社会和个人三者获得的效益是不能加以度量的，更不能与在高等中医药院校发生的成本消耗建立完全的对应关系。

**2. 成本的不可完全回收性**

中医药高等教育在对受教育者的培养过程中伴随着资金的耗费与占用是不能完全以费用支出的形式加以定量的。另外，受教育者走向社会所实现的价值也具有不完全定量性，还要考虑到人才外流等问题，所以中医药高等教育成本也就具有不可完全回收性。

## 第二节 中医药高等教育资源利用效率分析

由于中医药高等教育投入效益具有复杂性、间接性和滞后性等特点，它对社会经济发展的作用远不如其他投入那样明显、直接，因而对其认识也比较晚，对其研究特别是进行数量分析仍然存在许多问题。根据中医药高等教育投入的内部效益与外部效益两个层面，可以计算和分析中医药高等教育对经济增长的贡献，从而在整体上了解和掌握中医药高等教育投入效益状况。在投入与产出方面，中医药高等教育与普通高等教育几乎无异。

中医药高等教育投入的内部效益是指中医药高等教育系统

内部各种资源的利用效率。通过内部效益指标的构建，可以对高等中医药院校的人力资源、物力资源和财力资源三方面的利用效率进行分析和评价。

$$\frac{教育资源}{利用效率} = \frac{教育成果(学年在校生数或毕业生数)}{教育资源消耗(学年或学制期教育支出总额)}$$

由于学年与日历年度不同，学年内学生有进有出，故可用下式计算年在校生数。

学年度在校生＝[（年初学生数×8）＋（年初学生数－毕业生数＋招生数）×4］÷12

由于综合指标中学生质量难以量化，生均成本有上升趋势，故在实际工作中，教育资源利用效率的单项考核指标更有价值。单项指标按投入要素可分为人力资源利用效率、物力资源利用效率和财力资源利用效率。

## 一、人力资源利用效率

### （一）高等教育供给与需求

在保证培养的学生质量合格的前提下，高等中医药院校在不增加生产成本（现有人、财、物等资源）的情况下，其产出越多（培养的学生越多），则效益越高。

**1. 中医药高等教育供给**

中医药高等教育供给是指在一定时期内、一定的单位教育成本下，高等中医药院校所能提供的教育，表现为教育机构培养一定数量、质量、结构劳动者的能力。教育机构所能提供的教育，一方面取决于社会与个人投入教育资源的多少，另一方面取决于单位教育成本的大小。

中医药高等教育的供给量一般取决于经济负担能力的大小。随着国家经济发展水平的提高，人们对高等教育的需求日益增长，社会经济对高层次人才的需求日益强烈，国家从1999年开始实行的高校扩招政策就是为了满足这种现实需要。

### 2. 中医药高等教育需求

中医药高等教育需求是人们在一定的社会经济条件下对中医药高等教育有支付能力的需要。中医药高等教育需求在现代经济社会中，从需求主体来说可分为社会的需求、生产或社会单位的需求和个人或家庭的需求。其中，个人或家庭是教育需求的基本主体，社会单位的需求最终体现为个人或家庭的需求，受教育者是各级各类教育的需求主体。

中医药高等教育需求主要来源于两个方面：人民群众日益增长的中医药高等教育需求和社会经济发展对中医药高等教育的需求。中医药高等教育的需求是多样化、多形式的，不同时期需求主体、种类的自主性和多样化决定相应的供给主体，供给种类在不同供给时期也必须多样化，以实现供需平衡和协调。

《中华人民共和国国民经济和社会发展第十二个五年规划纲要》第34章"完善基本医疗卫生制度"第六节中明确指出："发展中医药教育，加强中医医疗机构和中医药人才队伍建设。"国家中医药事业"十二五"规划也将"加强中医药人才队伍建设，推动中医药院校教育改革，加强重点学科建设"纳入重点工作中。由此可见，"十二五"期间，发展中医药高等教育成为中医药事业发展的一项重要任务。目前，我国中医药高级专业技术人才主要由国内独立设置的中医药本科院校进行培养。

## （二）高等教育生师比

生师比反映了学校人力资源利用情况的整体水平。该指标是反映高等教育质量的一个重要指标，是从人力资源使用效率的高低分析高等院校办学效益最重要的客观量化指标之一，是教学评估中用来衡量高校办学水平的重要指标。目前生师比指标也是国际上比较通行的考察高等教育发展程度的指标。关于教职工或教师比与学生比，不能简单推论比值越大表明人力资源利用率越高。应根据政府教育行政部门规定的标准作为评价标准，进行纵向的、横向的比较。

根据《高等教育法》，学校的教职工分为教师、管理人员、教学辅助人员和专业技术人员等。为了全面反映人力资源利用效率的状况，可以将校本部教职工分为专任教师、教辅人员、行政人员以及工勤人员，并分别计算各类教职工占教职工总数的比重。

根据教育部2004年颁发的《普通高等学校基本办学条件指标（试行）》，生师比的计算方法为：

生师比 = 折合在校生数 ÷ 教师总数

其中：

折合在校生 = 普通本、专科（高职）生数 + 硕士生数 × 1.5 + 博士生数 × 2 + 夜大（业余）学生数 × 0.3 + 函授生数 × 0.1

教师总数 = 专任教师数 + 聘请校外教师数 × 0.5

表7-1描述了2001—2011年中国普通高等学校生师比情况。

表7-1 2001—2011年中国普通高等学校生师比

| 年份 | 普通高等学校 | |
|---|---|---|
| | 生师比（%） | 教职工（万人） |
| 2001 | 18.22 | 138.82 |
| 2002 | 19.00 | 147.17 |
| 2003 | 17.00 | 145.26 |
| 2004 | 16.22 | 161.07 |
| 2005 | 16.85 | 174.21 |
| 2006 | 17.93 | 187.26 |
| 2007 | 17.28 | 197.45 |
| 2008 | 17.23 | 205.10 |
| 2009 | 17.27 | 211.15 |
| 2010 | 17.33 | 215.66 |
| 2011 | 17.42 | 220.48 |

（资料来源：中华人民共和国教育部网站。教育统计数据：2001~2011年中国普通高等教育事业统计公报）

由表 7-1 可知，随着改革的不断深入和国家经济的发展，中国普通高等学校的教职工数量在逐年增加；另一方面由于招生数的同步增长，普通高等学校的生师比已趋于稳定。教育部（教高厅〔2004〕21号）的指标体系中明确规定了普通高校评估标准：A级标准为16∶1，C级标准为18∶1（合格为18∶1，优秀为16∶1）。

2011年，全国高等中医药院校专任教师数为23259人，聘请外校教师数为7763人，即折合教师总数为27140.5人。经计算，折合在校生数为449605.6人，则全国高等中医药院校生师比为16.57∶1（资料来源：国家中医药管理局《2011年中医药统计摘编》），优于全国普通高校同年平均值的17.42∶1。

根据国际比较研究及对我国高等学校层次结构的分析，可将高校分为研究型大学、教学科研型大学、教学型本科院校、高等专科学校和高等职业技术学院。根据不同层次高校教师的工作量不同及所在学校学生层次的不同，生师比可按5个层次区别对待。高层次的学校教师有很大的精力用于科学研究、研究生教育，一般院校教师的精力主要用于本、专科学生的教学。因此，以教学为主的大学就会比以研究为主的大学生师比高。如在美国，排名前10位的大学平均生师比为6.73∶1，具有硕士学位授予权的前40位大学平均生师比为13.4∶1，而印度高校生师比达到了21∶1。

生师比过高，教师将超负荷工作，没有精力参加科研和教改等活动，超出教师的承受能力，则会导致看重规模而不讲效益。生师比过低，会导致教师工作量不足及对教师的使用不充分，制约教师的使用效率，造成人力资源的浪费，影响办学的社会效益。高等教育在走向大众化过程中，会产生一种拼命扩张规模、降低单位成本的冲动。只有生师比保持在合理范围才能使高等教育机会公平，从而使高等教育质量得到保证。

## 二、物力资源利用效率

物力资源的利用效率是衡量高校办学效益的另一个重要指标。所谓物力资源就是国家、社会、个人投入教育中的资金的物化形式，主要包括相关教学设施、仪器设备、图书资料等。

高等院校的物力资源通常可以分为固定资产、材料与低值易耗品两大类。以固定资产利用效率为例，固定资产的分析考核方法一般有两种：一是计算生均固定资产占有额，如生均固定资产、生均校舍面积以及生均图书等；二是直接统计固定资产的使用程度，如教室利用率、实验室利用率、设备利用率等。

目前，中国普通高校对这些物力资源的利用普遍存在效率较低甚至浪费的现象。高校扩招后，各个学校为达到国家办学标准，投入大量资金用于教学用房、图书馆、体育场所及仪器设备等，但在使用和管理上却缺乏科学规划，导致资产闲置，设备利用率不高，浪费很大。从教学用房来看，美国许多高校生均教室面积不足 1 平方米，如加利福尼亚州立大学生均教室面积不足 0.48 平方米，德克萨斯大学生均教室面积不足 0.66 平方米。而我国在普通高等学校基本办学条件中即提出至少 9 平方米的生均教学行政用房。我国普通高等学校基本办学条件指标合格标准见表 7-2。

表7-2 我国普通高等学校基本办学条件指标合格标准

| 指标 | 学校类别 | | | | | |
| --- | --- | --- | --- | --- | --- | --- |
| | 综合、师范、民族院校 | 工科、农、林院校 | 语言、财经、政法院校 | 医学院校 | 体育院校 | 艺术院校 |
| 生均教学行政用房(m²) | 14 | 16 | 9 | 16 | 22 | 18 |
| 生均占地面积(m²) | 54 | 59 | 54 | 59 | 88 | 88 |
| 生均宿舍面积(m²) | 6.5 | 6.5 | 6.5 | 6.5 | 6.5 | 6.5 |
| 百名学生配多媒体教室和语音实验室座位数(个) | 7 | 7 | 7 | 7 | 7 | 7 |
| 百名学生配教学用计算机台数(台) | 10 | 10 | 10 | 10 | 10 | 10 |
| 生均教学、科研仪器设备值(元/生) | 5000 | 5000 | 3000 | 5000 | 4000 | 4000 |
| 新增教学、科研仪器设备所占比例(%) | 10 | 10 | 10 | 10 | 10 | 10 |
| 生均图书(册/生) | 100 | 80 | 100 | 80 | 70 | 80 |
| 生均年进书量(册) | 4 | 3 | 4 | 3 | 3 | 4 |
| 生师比 | 18 | 18 | 18 | 16 | 11 | 11 |
| 具有研究生学位教师占专任教师的比例(%) | 30 | 30 | 30 | 30 | 30 | 30 |
| 具有高级职称教师占专任教师的比例(%) | 30 | 30 | 30 | 30 | 30 | 30 |

[资料来源：教育部办公厅《普通高等学校本科教学工作水平评估方案（试行）》（教高厅〔2004〕21号）]

适当的教学容量是本科教学质量可靠的设施保障，其与生均建筑面积的直接关系不大，却与教室的间数和座位数（各种规格教室）紧密相关。因此，要客观地反映高校的教学容量情况，必须将教室间数列入考核指标。对于其他教学设施，如实验室、机房、语音室等也需相应采用包含课程数、人数、间数、座位等因素在内的综合指标。

高校教室需求量的常用测算方法如下：

**1. 单位教室教学人数计算法**

将全校的学生人数除以教室总数，可以得到每日每间教室平均所承担教学的学生数，那么增加多少学生需要增加多少间教室，即可通过此参数进行测算。当排课率接近饱和时可采取此方法进行预测，得出的结果即为最小增加教室数。

**2. 座位分析法**

这种方法引入三个概念：位学时、满座率、排空率。位学时是指学生数乘以每周上课时数。满座率是指由于每间教室的座位上课时不可能全部坐满，以实际上课人数除以每间教室座位数即满座率。排空率主要反映的是在排课过程中，由于教学计划或教学时数的影响，有的时段不可安排课的情况。

大多数情况下，满座率按80%计算，排空率按85%计算。故座位分析法是这样的：以每生平均每周20课时计算，如果招生规模为14000人，则全校共需要280000学时。正常的一间教室所能承担的课时数为36（认为晚上不安排课程）。那么，该学校需要的教室总座位至少为280000/80%/85%/36 = 11438个座位。但该方法不能反映出教学所需要的教室间数。一般采取折中方法再来估算，如全校平均教室大小为100座，则需要114间教室。

**3. 课程门次法**

采用课程门次法，比较符合统计学要求，其主要用于增加年级后教室间数的增量计算，即按照上学期教室中各时长的课程情况进行统计，来预测下学期的教室使用量。按标准门次为2学时计算，每间教室所能承担的教学门次为18门次。对于每次单位时间中有3学时、4学时的课程都要转化为标准门次计算。

如某高校三个年级教室为89间，计算增加一个年级后

（招生规模不扩大）需要增加教师的数量。表7-3为某高校2005—2006学年第二学期课程情况统计，表7-4为增加一个年级，教室课时长度的课程量增加了1/3后，该校2006—2007学年第一学期情况预测。结果显示，其排课率仍为99.1%，将课程量差额：2068-1584=484，除以教学门次18，即得到缺少的教室为27间。

表7-3　某高校2005—2006学年第二学期课程情况统计表

| 课时长度 | 1 | 2 | 3 | 4 | 门次合计 | 折算为标准门次 | 可容纳课程量 | 排课率 |
|---|---|---|---|---|---|---|---|---|
| 三个年级 | 2 | 907 | 284 | 47 | 1240 | 1569 | 1584 | 99.1% |

表7-4　某高校2006—2007学年第一学期课程情况预测表

| 课时长度 | 1 | 2 | 3 | 4 | 门次合计 | 折算为标准门次 | 可容纳课程量 | 排课率 |
|---|---|---|---|---|---|---|---|---|
| 四个年级 | 2 | 1206 | 378 | 62.51 | 1648.51 | 2086.77 | 2068 | 99.1% |

　　如果教室的数量不增加也可能采取增加排课时段的方法来提高教室利用率。方法是将全校学生总数除以可以安排课程时段，即得到每时段学生数量。根据此值可以测算出不增加教室资源情况下需要增加的教学时段。另一方面，高校要为学生提供充足的自习时间与场地。因此，为保证学生有足够的课余学习场地不宜增加过多的教学时段。

　　据2000年对教育部所属的56所高校40万元以上的贵重设备利用率进行统计，每台设备每天利用时间平均只有2.5个小时，且低于1小时的竟占30%，每台设备年均培养本科生仅为30人，甚至有些高校购置的设备出现要报废的时候还没有拆封使用。而美国加利福尼亚州立大学基础实验室平均每周利用时间为27.5学时，专业实验室每周22学时。2006年财政部发出的《关于开展全国行政事业单位资产清查工作的通知》

(财办〔2006〕51号)和《关于印发〈行政事业单位资产清查暂行办法〉的通知》(财办〔2006〕52号)对于普通高校物力资源的利用效率就是一个很有针对性的检查。2006年普通高等学校资产情况见表7-5。

### 表7-5 2006年普通高等学校资产情况

| 项目 | 学校占地面积(m²) 合计 | 绿化用地面积 | 运动场地面积 | 图书、音像资料情况 一般图书(万册) | 电子图书(篇) | 拥有教学用计算机(台) | 固定资产值(万元) 合计 | 教学科研仪器设备资产 |
|---|---|---|---|---|---|---|---|---|
| 总计学校产权(T) | 1503095482 | 377740064 | 114507693 | 142744.51 | 4313792 | 49682 | 73633243.91 | 15091801.81 |
| 非学校产权中独立使用 | 92449298 | 19116255 | 8622017 | 20644.96 | 130139 | 1730 | 2185875.14 | 366078.29 |
| 普通高校学产权(A) | 1416946513 | 360871299 | 105837127 | 132236.82 | 3857017 | 44019 | 69522606.94 | 14240757.55 |
| 非学校产权中独立使用 | 76855526 | 15752018 | 6421823 | 3887.96 | 102723 | 1547 | 1861953.09 | 322315.77 |
| 成人高校学产权(B) | 69348681 | 13369367 | 6858573 | 8784.84 | 344489 | 4678 | 3390886.94 | 708533.29 |
| 非学校产权中独立使用 | 4997612 | 991761 | 752130 | 453.45 | 14.751 | 127 | 222345.40 | 30453.98 |
| 民办的其他高等教育机构学校产权(C) | 16800288 | 3499398 | 1811993 | 1722.85 | 112286 | 985 | 719750.03 | 142510.97 |
| 非学校产权中独立使用 | 10596160 | 2372476 | 1448064 | 16303.58 | 12665 | 56 | 101576.65 | 13308.54 |

T = A + B + C

(资料来源:中华人民共和国教育部网站。教育统计数据,2006年中国普通高等教育事业统计公报)

## 三、财力资源利用效率

所谓财力资源，实质上就是人力资源、物力资源消耗的货币反映。近几年来，高等学校的投入已从单一的政府拨款转变为政府拨款、学校科技服务及成果转化、学生缴纳的学杂费等共同构成。人头费开支在总经费中的比例正逐年下降，这就使得学校有可能从多方面考虑如何发挥有限资金的最大效益。通常情况下，考察财力资源利用效率的指标就是在确保培养学生的质量、结构等符合社会需要的前提下，努力降低每一学生平均消耗的财力资源和每一学生培养周期消耗的财力资源。

高等院校财力资源利用情况的分析，主要从生均培养费用和资金使用结构等方面进行。

**1. 高等院校生均培养费用**

生均培养费用反映了学校财力资源利用效率的整体水平。其计算公式为：

生均培养费用 = 年某类教育费用总额/年标准大学生数

根据生均培养费用的构成不同，可以分别计算出生均经费、生均事业费、生均人员经费、生均公用费等。在理论上，生均费用越低，财力资源利用效率越高；但在财力资源短缺的情况下，生均费用越高，从一定意义上说，学生培养质量也越高。

**2. 高等院校资金使用结构**

高等院校资金使用结构是指学校的教学支出中，按用途区分的各项支出占总支出的比重。按照我国财政和教育部门的有关规定，中国教育经费支出按用途分为"事业性经费支出"和"基建支出"两部分。事业性经费支出分为"个人部分支出"和"公用部分支出"两个部分。个人部分支出主要包括人员工资、职工福利费、社会保障费、奖学金等；公用部分支出主要包括公务费、业务费、设备购置费、维修费等属于公性质的经费支出。

教育经费支出结构是反映教育资源利用效率的重要方面，它从财力上反映教育资源的配置和消耗，影响着教育质量。如果事业费比例过高，而基本建设投入比例过低，将造成学校建筑物偏少。如果人员经费比例过高，公用经费比例过低，将使教育事业费大多用于支付教职工工资等，正常的教学工作将难以维持。

资源稀缺是高等教育发展的突出问题。教育经费不足是长期困扰我国和世界各国高校发展的重要问题，甚至可以认为这是高等教育发展中的永恒主题。我国用有限的经济力量去支撑世界上最庞大教育规模的基本国情决定了教育经费不足与中医药高等教育事业发展的矛盾将长期存在。高等教育招生数量的逐渐增加，办学规模的不断扩大，既给中医药高等教育的发展带来了机遇，同时也带来了压力和挑战。中医药高等教育资源稀缺不仅表现为资源供给不足，也表现为资源利用效率低。为此一方面要加大高等教育投入，扩大中医药高等教育资源供给；另一方面要提高现有教育资源的利用效率，相对增加可利用的资源量。而后者是更有利于高等教育可持续发展的路径。从这个角度出发，单纯的扩大教育资源的入口不是可持续发展之计，如果能将现有的资源很好地利用将更有利于高等教育的可持续发展。提高教育资源利用效率，走"内涵式"发展道路，将是缓解办学经费短缺的一条富有成效的途径。

我国中医药高等教育相对于西医的规范化办学时间较晚，基础薄弱，经费投入不足，办学条件较差。据统计，2006年国家财政拨出的全国卫生事业费为734.14亿元，其中，中医事业费为49.04亿元，中医事业费只占卫生事业费的6.68%。在教育经费投入方面，各地差别很大。统计显示，2004—2005年北京市教育经费生均预算内是四川省的8倍，经济发达的省市教育经费普遍较高；绝大多数省市的教育经费投入偏少，严重影响了中医药高等教育的发展。特别是近些年来随着办学规模的快速扩张，教学、实践、实验、研究及其他配套设施全面紧张，不能满足实际教学需要，地方中医药高校落后于教育部直属中医药高校，整个中医药高等教育落后于国内其他院校。

## 四、高等教育资源利用效率评价

层次分析方法（Analytic Hierarchy Process）是20世纪70年代中期由美国著名运筹学家、匹兹堡大学教授萨蒂（Thomes Saaty）提出的一种决策方法，用于求解层次结构或网络结构的复杂评估系统。采用层次分析法的一般原理和具体计算过程，结合中国高等教育近年来有关教育资源相对利用效率的发展数据，可以对中国高等教育阶段的教育资源利用效率进行评价。评价指标的选择必须反映办学目标的要求，重点考虑以下因素：资源利用效率要尽量反映投入要素各个方面，既要考虑数量因素又要考虑质量因素，从多层次、多角度反映资源利用效率状况；在资源利用效率的基础上，突出重点，避繁就简，指标数目少而精；构建指标体系考虑实用性。

高等教育资源利用效率衡量的标准，有一级评价因素、二级评价因素等。一级评价因素指人力资源利用效率、财力资源利用效率和物力资源利用效率等，二级评价因素是对一级评价因素的进一步细化和解释。

对于高校规模效率，世界银行曾于20世纪80年代中期作过研究。北京大学闵维方、丁小浩等也用同样的方法进行过系统的研究，其主要结论是：第一，高校规模是影响生均成本和资源利用效率的重要因素，在一定范围内，随着学校规模扩大，生均成本降低，资源利用效率提高，但降低和提高的速率递减；第二，学校规模效率在系和专业规模中同样存在；第三，适度规模因学校类别不同而不同。中国高等学校资源利用效率评价因素情况见表7-6。

表7-6 中国高等学校资源利用效率评价因素

| 一级评价因素（$I_i$） | 二级评价因素（$I_{ij}$） | 二级评价指标依据 |
|---|---|---|
| 人力资源利用效率（$I_1$） | 生师比 $I_{11}$ | 根据本科生、专科生、研究生等的培养目标和培养方式，现行生师比折算标准为：折合在校生＝普通本、专科（高职）生数＋硕士生数×1.5＋博士生数×2＋夜大（业余）学生数×0.3＋函授生数×0.1，教师总数＝专任教师数＋聘请校外教师数×0.5 |
| | 教师与教职工比 $I_{12}$ | 教师在教学活动中居于特殊地位，教师占全体教职工比重越高，说明人力资源利用效率越高 |
| | 教师人均科研经费（千元）$I_{13}$ | 反映教师在科研方面的效率，可通过出版专著数、教材数、发表论文数、成果获奖数、取得专利数等来反映。把科研经费分为纵向科研经费和横向科研经费，这两种经费在计算时权重不同，以纵向科研经费为重点，不同学校权重有所不同 |
| | 教职工人均社会服务收入（千元）$I_{14}$ | 反映人力资源在学校的社会服务职能方面的效率 |
| 物力资源利用效率（$I_2$） | 教室平均利用率 $I_{21}$ | 教室每周实际利用时数/教室座位数或者学生总数/教室座位数 |
| | 实验室平均利用率 $I_{22}$ | 即各个实验室全年实际开放利用人时总数/（36周×4课时×9名教师×50名学生×实验室个数） |
| | 图书周转率 $I_{23}$ | 每年图书借阅总次数/图书总册数 |

续表

| 一级评价因素（$I_i$） | 二级评价因素（$I_{ij}$） | 二级评价指标依据 |
| --- | --- | --- |
| 财力资源利用效率（$I_3$） | 生均事业费（千元）$I_{31}$ | 指学校教育事业费投入总额与标准大学生之比。以学校全年教育事业费作为投入指标，以全校全年标准大学数作为产出指标，即投入产出的计算模式 |
| | 人员经费占教育事业费比重 $I_{32}$ | 指教学人员、教辅人员、行政人员、后勤人员等全体教职工的工资、补助工资、职工福利费和学生的助、奖学金等 |
| | 业务经费占教育事业费比重 $I_{33}$ | 指开展教学、科研活动所发生的各项业务，包括教学业务费、实验实习费、宣传费等 |
| 人才培养质量（$I_4$） | 生均图书数量（册）$I_{41}$ | 生均图书数量越多，间接反映人才培养质量越高 |
| | 生均校舍面积（$m^2$）$I_{42}$ | 反映学生的学习、生活条件，它影响学生的培养质量 |
| | 生均占有高级职称教师数（人）$I_{43}$ | 生均占有高级职称教师数越多，间接反映人才培养质量越高 |

# 第三节　高等教育绩效评价

## 一、高等教育绩效评价概述

绩效是一种普遍存在的概念，按照系统理论的观点，任何系统只要存在"输入"就一定会存在某种运作表现和结果的"输出"，这种运作表现和结果通常被称为绩效。绩效经常与组织联系起来，指组织成员对组织的贡献或对组织所具有的价值。在组织管理中，绩效指的是工作过程中的有效成果，是企业或组织对成员最终期望的达到程度。

绩效评价（绩效考核）是西方20世纪政府改革运动的产物，虽然早在1950年美国胡佛总统就提出"政府的每一分钱支出都必须有效果"的绩效运算理念，但由于当时理论界对公共支出效果以及测量这些效果的基本方法和路径都没有解决，导致改革的夭折。美国自1978年的卡特政府以来，历任总统都很关注政府部门的绩效管理问题，到克林顿政府执政时期，绩效评价被称为推动政府改革和建设的核心力量。1993年美国国会通过了《政府绩效和结果法》，以法律的形式将政府绩效评价制度固定下来。英国政府绩效评价始于1979年的雷纳评审。雷纳评审是对政府部门工作特定的调查、研究、审视和评价活动，评审的重点是政府机构的经济和效率水平。在英、美等国的带动示范下，公共组织绩效评价在其他国家得到广泛应用。从20世纪90年代开始，日本、韩国等国家先后引入类似政府绩效评价的"行政评价"、"制度评估"。绩效评价在我国还属于新生事物，处于试点阶段。

绩效评价指标的设计需遵循科学性、系统性、通用可比性、实用性以及目标导向原则。评价标度是评价对象在评价标志上表现不同状态与差异的类型划分。就实际情况来说，评价对象在每个标志上的变化状态与差异状态都是无限多的，但这无限多种状态中实际差异的却是有限的集中。作为评价者实际可以辨别与把握的也只能是少数几种，把这少数几种的状态类型与差异类型予以确定的过程便是评价标度划分的实质。划分了绩效评价指标的标度以后，就需要确定相应的评价标准。确定绩效标准对于绩效评价来说，具有重要的意义。在企业中，没有客观的绩效标准，评价者就无法客观地对被评价者做出正确的评估；没有适当的绩效标准，就无法对员工的工作表现和执行任务的情况予以准确的衡量和评价,而且适当的绩效标准将有利于对员工的工作绩效情况进行监督和控制。因此,在下达工作任务时,管理者必须让员工明确管理层对他们的要求、期望和绩效标准。

确定评价标准应遵循以下原则:

①评价标准必须与被评价者相关,评价的目的将直接决定其标准的确定。

②评价标准应当尽可能具体,定量要准确。

③评价标准的制定必须经过协商讨论,评价者和被评价者都认为该标准公平合理,是基于对绩效管理的充分理解而制定的。

④评价标准既要体现先进性,又要体现合理性。一方面评价标准是可以达到的,另一方面达到这样的标准既不能太容易也不能太难,要视实际情况而定。

⑤评价标准要具备反馈和指导的功能。

⑥评价要有明确的时间进度表,否则某些评价将失去时效性。

⑦评价标准应简洁,易于理解。专业术语及模棱两可的词句尽量不用,以减少因评价主体对词汇概念理解的不同而产生的评价差异。

自20世纪90年代以来,绩效评价作为政府绩效管理的重要环节,被50多个国家所采用,并成功地应用于高等教育评价上。教育绩效评价现在已经成为西方国家评价高校办学情况的有效工具,是国家制定教育政策、分配学校经费和加强学校管理的重要手段。教学资源的合理配置和有效利用,是高校保证教学质量、提高办学效益的前提。教育绩效评价的结果是指向未来的,但评价所采用的数据则是面向过去的。这就是说,对过去已经发生的情况进行分析,目的是发现问题,为未来决策提供政策依据。

2007年财政部教科文司和教育部财务司委托相关机构选择了8所部属高校进行试点，为开展我国高等教育财政支出绩效评价奠定了基础。教育部颁布的《普通高等学校本科教学工作评估方案》和《关于进一步深化本科教学改革 全面提高教学质量的若干意见》（教高〔2007〕2号）中规定，要加强高等学校教学评估工作。教育部将从高等学校办学指导思想、师资队伍、教学条件与利用、教学建设与改革、教学管理、学风、教学效果等方面对高等教育质量进行评价，把教学评价的结果作为衡量高等学校办学水平的重要指标，以评促建、以评促改，重在促进教学工作和提高教学质量。要建立高等学校教学基本状态数据年度统计和公布制度，并作为教学工作评价的重要依据；进一步完善高等学校的内部质量监控和评价体系。各高等学校要进一步加强教学质量监控，建立用人单位、教师、学生共同参与的学校内部质量保障与评价机制，形成社会和企业对课程体系与教学内容的评价制度、课堂教学评价制度、实践教学评价制度、领导和教师听课制度、同行评议制度、学生定期反馈制度及教学督导制度等，加强对人才培养过程的管理。

## 二、普通高等学校本科教学工作水平评估方案

普通高等学校本科教学工作水平评估以《高等教育法》为依据，贯彻"以评促改，以评促建，以评促管，评建结合，重在建设"的原则，通过水平评估进一步加强国家对高等学校教学工作的宏观管理与指导，促使各级教育主管部门重视和支持高等学校的教学工作，促进学校自觉地贯彻执行国家的教育方针。按照教育规律进一步明确办学指导思想，改善办学条件，加强教学基本建设，强化教学管理，深化教学改革，全面提高教学质量和办学效益。评估方案努力体现国家的教育方针及对高等学校教学工作和人才培养的基本要求，反映各类高等

学校教学工作的基本规律及现阶段高等教育教学改革的走势和发展方向。特别强调"三个符合度",鼓励学校从实际出发,办出特色。

## (一) 普通高等学校本科教学工作水平评估指标体系

我国普通高等学校本科教学工作评估指标体系见表 7-7。

**表 7-7 普通高等学校本科教学工作水平评估指标体系**

| 一级指标 | 二级指标 |
| --- | --- |
| 1. 办学指导思想 | 1.1 学校定位 |
|  | 1.2 办学思路 |
| 2. 师资队伍 | 2.1 师资队伍数量与结构 |
|  | 2.2 主讲教师 |
| 3. 教学条件与利用 | 3.1 教学基本设施 |
|  | 3.2 教学经费 |
| 4. 专业建设与教学改革 | 4.1 专业 |
|  | 4.2 课程 |
|  | 4.3 实践教学 |
| 5. 教学管理 | 5.1 管理队伍 |
|  | 5.2 质量控制 |
| 6. 学风 | 6.1 教师风范 |
|  | 6.2 学习风气 |
| 7. 教学效果 | 7.1 基本理论与基本技能 |
|  | 7.2 毕业论文或毕业设计 |
|  | 7.3 思想道德修养 |
|  | 7.4 体育 |
|  | 7.5 社会声誉 |
|  | 7.6 就业 |

(资料来源:教育部《普通高等学校本科教学工作水平评估方案》,2002)

## (二) 普通高等学校本科教学工作水平评估结论及其标准

### 1. 评估结论

分为优秀、良好、合格、不合格4种,标准为:

优秀:A≥15,C≤3(其中重要项目A≥9,C≤1),D=0,特色鲜明。

良好:A+B≥15(其中重要项目A+B≥9,D=0),D≤1;有特色项目。

合格:D≤3(其中重要项目D≤1)。

### 2. 各级指标与标准

本方案一级指标7项,二级指标19项,其中重要指标11项,一般指标8项。二级指标的评估等级分为A、B、C、D四级,评估标准给出A、C两级,介于A、C级之间的为B级,低于C级的为D级。

普通高等学校本科教学工作水平评估指标和等级标准见表7-8。

表7-8 普通高等学校本科教学工作水平评估指标和等级标准

| 一级指标 | 二级指标 | 主要观测点 | 参考权重 | 等级标准 A | 等级标准 C | 备注 |
|---|---|---|---|---|---|---|
| 办学指导思想 | 1.1 学校定位 | ●学校的定位与规划[注1] | 1.0 | 定位准确,学校发展规划科学合理,并有效实施 | 定位基本准确,有学校发展规划,并付诸实施 | [注1]学校规划包括学校事业发展规划、学科专业建设规划、师资队伍建设规划和校园建设规划 |
|  | 1.2 办学思路 | ●教育思想观念 | 0.5 | 具有先进的教育思想观念,办学思路明确,办学思路清晰,有质量意识强 | 注重先进教育思想观念的学习与研究,办学思路清晰,有质量意识 |  |
|  |  | ●教学中心地位 | 0.5 | 一贯重视本科教学,能正确处理教学与学校其他工作的关系 | 重视本科教学,基本能正确处理教学与学校其他工作的关系,第一责任人责任明确 |  |
| 师资队伍 | 2.1 师资队伍数量与结构 | ●生师比[注2] | 0.3 | 比附表中合格规定值至少低2,满足人才培养需要 | 符合附表中合格规定的规定 | [注2]生师比的计算方法参本章见人力资源利用效率 |
|  |  | ●整体结构状态[注3]与发展趋势 | 0.4 | 结构合理,发展趋势好 | 结构基本合理 | [注3]分析师资结构中的编师资在校任编制内具有教师专业技术职务的人员 |
|  |  | ●专任教师中具有硕士学位、博士学位的比例 | 0.3 | ≥50% | 30%~40% |  |

续表

| 一级指标 | 二级指标 | 主要观测点 | 参考权重 | 等级标准 A | 等级标准 C | 备注 |
|---|---|---|---|---|---|---|
| 师资队伍 | 2.2 主讲教师 | ●主讲教师资格 | 0.3 | 符合岗位资格[注4]的教师≥95% | 符合岗位资格的教师达85%~90% | [注4]符合岗位资格是指:主讲教师具有讲师及以上职务或具有硕士及以上学位,通过岗前培训并取得合格证的教师 |
| | | ●教授、副教授上课情况 | 0.3 | 教授、副教授近3年内均曾为本科生授课 | 55岁(含)以下教授、副教授每学年95%以上为本科生授课 | |
| | | ●教学水平 | 0.4 | 教学水平高,科研促进教学成效明显 | 教学过程规范,能保证教学质量 | |
| 教学条件与利用 | 3.1 教学基本设施 | ●校舍状况 | 0.2 | 各类功能的教学用房齐备,很好地满足教育办学需要;其他相关校舍满足人才培养的需要 | 生均教学行政用房面积、百名学生配教学用计算机台数、百名学生配多媒体教室(个)数、百名学生配语音教室座位数达到附表中合格规定;实验、实习场所和附属用房面积以及其他相关校舍面积满足人才培养的需要 | |
| | | ●实验、实习基地状况 | 0.2 | 各类功能的教学实验室配备完善,设备先进,利用率高,在本科人才培养中能发挥较好作用;校内外实习基地设施完善,设施能满足因材施教的实践教学要求 | 实验室、实习场所的配置能满足教学基本要求;教学、科研仪器设备及新增教学、科研仪器设备[注5]所占比例达到附表中的合格规定 | [注5]教学、科研仪器设备是指单价高于800元的仪器设备 |
| | | ●图书馆状况 | 0.2 | 管理手段先进,图书馆使用效果好 | 生均图书和生均年进书量(册)[注6]达到附表要求 | [注6]生均图书和生均年进书量(册)包括图书馆和院系资料室的图书 |

续表

| 一级指标 | 二级指标 | 主要观测点 | 参考权重 | 等级标准 A | 等级标准 C | 备注 |
|---|---|---|---|---|---|---|
| | | ●校园网建设状况 | 0.2 | 建设水平高,运行良好,在本科教学中发挥了重要作用 | 在本科教学中发挥了作用 | |
| | | ●运动场及体育设施 | 0.2 | 运动场及体育设施(含室内体育场所)满足人才培养需要;有专项训练场地和设施[注7] | 有室内体育场所,生均运动场面积≥3m²,设施基本齐全 | [注7]有专项训练场地和设施指:有符合学校特点的专项训练场地和体育设施 |
| | 3.2 教学经费 | ●四项经费[注8]占学费收入的比例 | 0.6 | ≥25%,较好地满足人才培养需要 | 20%～23%,基本满足人才培养需要 | [注8]四项经费包括本专科业务费、教学差旅费、体育维持费、教学仪器设备维修费 |
| | | ●生均四项经费增长情况 | 0.4 | 持续增长 | 持平 | |

续表

| 一级指标 | 二级指标 | 主要观测点 | 参考权重 | 等级标准 A | 等级标准 C | 备注 |
|---|---|---|---|---|---|---|
| 专业建设与教学改革 | 4.1 专业 | ●专业结构与布局 | 0.5 | 专业总体布局与结构合理,有与重点学科相匹配的,有一定影响的优势专业;新办专业的设置满足社会需要,具有学科基础,教学条件好,教学质量有保证,学生满意 | 专业总体布局与结构基本合理,新办专业[注9]设置适应社会需要,教学条件和教学质量基本符合要求 | [注9]新办专业是指毕业生不足3届的专业 |
| | | ●培养方案 | 0.5 | 培养方案符合培养目标要求,体现德、智、体、美全面发展,有利于人文素质和科学素质提高,有利于创新精神和实践能力的培养;执行情况好 | 培养方案基本反映培养目标的要求,执行情况较好 | |
| | 4.2 课程 | ●教学内容与课程体系改革 | 0.3 | 总体思路清晰,具体计划和配套措施有力,执行良好,改革成效显著,有一定数量的获省部级(含)以上成果奖励(包括教学成果奖、精品课程等)[注10] | 有思路,计划和措施,有一定成效 | [注10]省部级奖励是指近两次评奖中获奖的成果 |

续表

| 一级指标 | 二级指标 | 主要观测点 | 参考权重 | 等级标准 A | 等级标准 C | 备注 |
|---|---|---|---|---|---|---|
| | | ●教材建设与选用 | 0.3 | 有科学的教材选用和评估的制度,执行严格,教材选用整体水平高,使用效果好;针对本校的优势学科,有重点支持特色教材编写的规划和措施,成效好,有一定数量的获省部级(含)以上奖励的教材 | 有科学的教材选用和评估制度,主干课程选用同行公认的优秀教材,并注意选用近3年出版的新教材(特别是理工类、财经政法和农林类专业) | |
| | | ●教学方法与手段改革 | 0.3 | 积极改革教学方法与手段,成效显著;必修课多媒体授课[注11]的课时不低于15%,有一定数量自行研制开发的多媒体课件,教学效果好 | 注意改革教学方法与手段,多媒体教学技术有一定使用面 | [注11]多媒体授课课是指利用多媒体技术授课;多媒体技术是指利用计算机综合处理文字、声音、图像、图形、动画等信息的技术 |
| | | ●双语教学 | 0.1 | 有实施双语教学的激励措施和政策,适宜双语教学特别是生物技术、信息技术、金融、法律等双语授课课程比例[注12]≥10%,教学效果较好;其他专业能积极实施双语教学 | 重视并积极实施双语教学;双语授课课程达到一定比例 | [注12]用双语授课课程指采用了外文教材,并且外语授课课时达到该课程课时的50%及以上的课程(外语课除外);双语授课专业开设课程的比例相关专业开设课程数占总门数的比例 |

续表

| 一级指标 | 二级指标 | 主要观测点 | 参考权重 | 等级标准 A | 等级标准 C | 备注 |
|---|---|---|---|---|---|---|
| | 4.3 实践教学 | ●实习和实训 | 0.4 | 时间有保证,措施完善,效果好 | 时间有保证,措施得力,效果较好 | |
| | | ●实践教学内容与体系 | 0.3 | 注意内容更新,体系设计科学合理,符合培养目标要求,创造条件使学生较早参加科研和创新活动,效果好 | 基本符合培养目标的要求,实验开出率达到教学大纲要求的90% | |
| | | ●综合性、设计性实验[注13] | 0.2 | 有综合性、设计性实验的课程占有实验课程总数的比例≥80%,效果好 | 有综合性、设计性实验的课程占有实验课程总数的比例达50%~60%,效果较好 | [注13]设计性实验是指给定实验目的要求和实验条件,由学生自行设计实验方案并加以实现的实验。综合性实验是指实验内容涉及本课程的综合知识或与本课程相关课程知识的实验 |
| | | ●实验室开放 | 0.1 | 实验室开放[注14]时间长,开放范围及覆盖面广,效果好 | 有开放性实验室,有一定效果 | [注14]实验室开放包括开放的范围、时间、内容,对学生的覆盖面等。其中开放的范围包括科研(专业)实验室 |

续表

| 一级指标 | 二级指标 | 主要观测点 | 参考权重 | 等级标准 A | 等级标准 C | 备注 |
|---|---|---|---|---|---|---|
| 教学管理 | 5.1 管理队伍[注15] | ●结构与素质 | 0.6 | 结构合理,队伍稳定,素质高,服务意识强 | 结构基本合理,素质较高 | [注15]教学管理队伍包括学校分管教学的校长、教务处等专职教学管理人员,院(系、部)分管教学的院长(主任)、教学秘书等教学管理人员 |
| | | ●教学管理及其改革的研究与实践成果[注16] | 0.4 | 研究与实践成果显著,研究成果对教学改革起到促进作用 | 教励教育研究,有一定数量的研究与实践成果 | [注16]研究与实践成果是指教学管理调研或咨询报告、论文、专著等 |
| | 5.2 质量控制 | ●教学规章制度的建设与执行 | 0.3 | 管理制度健全,执行严格,效果显著 | 管理制度基本健全,执行较为严格,效果明显 | |
| | | ●各主要教学环节的质量标准 | 0.3 | 质量标准完善,合理,体现学校的水平和地位,执行严格 | 质量标准基本建立,执行较严格 | |
| | | ●教学质量监控 | 0.4 | 教学质量监控体系[注17]科学、完善,运行有效,成效显著(特别是对毕业论文或毕业设计的质量有得力的监控措施,且执行情况良好) | 教学质量监控体系初步形成(对毕业论文或毕业设计的质量有监控措施),执行情况较好 | [注17]教学质量监控体系包括目标的确定,各主要教学环节质量标准的建立、信息的收集整理与分析、评估、统计与预测量,信息反馈、调控等环节 |

续表

| 一级指标 | 二级指标 | 主要观测点 | 参考权重 | 等级标准 A | 等级标准 C | 备注 |
|---|---|---|---|---|---|---|
| 学风 | 6.1 教师风范 | ●教师的师德修养和敬业精神 | 1.0 | 学校重视师德师风建设,教师严格遵守校纪校规,严谨治学,从严执教,教书育人 | 教师履行岗位责任,从严执教,教书育人 | |
| | 6.2 学习风气 | ●学生遵守校纪校规的情况 | 0.3 | 自觉遵守校纪校规,考风优良 | 能遵守校纪校规,考风良好 | |
| | | ●学风建设和调动学生学习积极性的措施与效果 | 0.3 | 措施得力,效果较好 | 有措施,效果较好 | |
| | | ●课外科技文化活动 | 0.4 | 校园课外科技文化活动丰富活跃,多数学生积极参与,效果好 | 有一定的参加人数和活动效果 | |
| 教学效果 | 7.1 基本理论与基本技能 | ●学生基本理论与基本技能的实际水平 | 0.7 | 水平高 | 合格 | |
| | | ●学生的创新精神与实践能力 | 0.3 | 学生的创新精神与实践能力强,有较多的研究实践成果和省部级(含)以上奖励 | 学生有一定的创新精神与实践能力,有一定的研究成果和省部级(含)以上奖励 | |

续表

| 一级指标 | 二级指标 | 主要观测点 | 参考权重 | 等级标准 A | 等级标准 C | 备注 |
|---|---|---|---|---|---|---|
| 教学效果 | 7.2 毕业论文、毕业设计 | ●选题的性质、难度、分量、综合训练等情况<br>●论文或设计质量 | 0.5<br>0.5 | 结合实际,全面反映培养目标要求<br>质量好 | 结合实际,基本符合培养目标要求<br>论文或设计规范,质量合格 | |
| | 7.3 思想道德修养 | ●学生思想道德素养与文化、心理素质 | 1.0 | 措施完善、有效,学生思想道德、文化素质好,心理健康 | 措施得力,学生思想道德、文化素质较好,心理健康 | |
| | 7.4 体育 | ●体育 | 1.0 | 大学生体质健康标准合格率≥97%;群众性体育和竞技体育开展得好 | 大学生体质健康标准合格率达95%~96%;重视群众性体育,学生养成良好的健身习惯 | |
| | 7.5 社会声誉 | ●生源<br>●社会评价 | 0.6<br>0.4 | 生源好<br>社会评价好 | 生源较好<br>社会评价较好 | |
| | 7.6 就业 | ●就业情况 | 1.0 | 应届毕业生的年底就业率≥80%,就业工作措施有力,效果好 | 应届毕业生的年底就业率达60%~70%,就业工作措施有措施,效果较好 | |

## 三、中医药高等教育投入实行绩效评价制度的意义

在我国,高等教育投入实行绩效评价是公共财政改革的重要方面,是政府从传统模式向科学管理转变的重要途径,也是一项长期的工作。2010年7月,《国家中长期教育改革和发展规划纲要(2010—2020年)》(以下简称《纲要》)颁布,《纲要》从国家教育的总体发展战略、发展任务、体制改革、保障措施和实施方案等诸多方面对我国未来10年教育发展蓝图进行了详尽的规划,提出了明确的发展目标和具体的行动计划,提出要建设人力资源强国,实施教育强国战略。高等教育投入是国家经费支出的重要方面之一,但预算执行过程的逆向选择和道德风险并不能保证教育支出的高效性。2010年全国公共财政预算教育经费为14163.90亿元,占当年GDP总额的3.66%,其中全国普通高等学校公共财政预算教育事业费为2140.23亿元,占当年全国公共财政预算教育经费的15.11%。高等教育投入实行绩效评价制度是政府财政部门按某种规则和绩效目标指标,对投入高等教育资金的使用效果进行评议和估价的制度。绩效评价制度的建立与实施,对高等教育发展战略的调整和重新定位具有很强的指导作用。

**1. 绩效评价制度指导中医药高等教育资金管理向绩效化转变**

尽管中央和地方每年都在加大中医药高等教育资金的投入,但与社会、经济发展速度相比,中医药高等教育资金依然是短缺的。与发达国家相比,中国对高等教育的投入量相对较小。如何把有限的教育资金合理分配到重点专业学科和有发展潜质的高等院校中去,使有限的教育资源发挥最大的效能,始终是教育主管部门工作研究的重点。中医药高等教育的绩效评价可以及时提供有关数据,有利于稀缺资金有的放矢地合理分配。

## 2. 绩效评价制度引导中医药高等教育注重产出与效果

中医药高等教育的绩效评价有助于以定量的方法评价高等中医药院校管理运作情况。中医药高等教育的活动在很多方面都是很难测定的，运用绩效评价体系可以用客观的数据评价教育活动，同时也便于用定量的方法考察高等中医药院校管理者的工作绩效，加强领导岗位目标责任管理，提高综合管理的水平。

对于中医药高等教育的产出与效果主要从高等中医药院校毕业生质量、科研成果、社会效果等方面来评价。毕业生的质量反映了教学活动的成果，是评价中医药高等教育质量的关键，可以用本专科生、硕士和博士研究生的毕业率、获得学位率、每百名学生获奖人数、首次就业率等指标衡量；科研成果反映了科研经费使用的绩效，包括教师科研成果、学生科研成果和科研成果转化率；社会效果评价主要反映学校的品牌、特色、声誉、社会服务能力，学生、教师满意度等。通过科学有效的绩效评估，可以不断提升高等中医药院校的管理水平，降低成本，提高办学效益。

## 3. 绩效评价制度促进高等中医药院校发展能力的增强

高等中医药院校的发展能力主要反映在办学条件、人力资源、资产利用率、专业教育能力、财务能力等方面。

①办学条件是衡量高等中医药院校招生和培养学生的基础设施能力，包括生均占地面积、生均教学用房面积、生均占有图书资料、生均教学仪器设备。

②人力资源中，专任教师学历和职称结构是高等中医药院校人力资源发展潜力的主要方面，专任教师中具有博士、硕士的比例，教授、副教授及相当职称的教师数量是重要指标。

③资产利用率指总资产增长率和设备设施的利用率，主要用于评价高等中医药院校图书、电子文献、教学设施、实验室等资源利用情况。

④专业教育能力是指各专业的教学培养能力，包括学科学位点建设、课程和教学计划、学分规划及开设率等。

⑤财务能力是反映学校能否实现发展战略规划，持续不断地投入，形成教育资源，以增强高等中医药院校发展能力的关键。

这些指标不仅是对高校管理的评价，同时也是一种诊断，可以提示学校对战略规划实施过程和状态进行必要的调整。绩效评价制度的实施，能够引导高等中医药院校科学制定事业规划，促进高等中医药院校发展能力的增强。

我国自1956年正式创建高等中医药院校。50多年的历史证明：高等中医药院校已名副其实地成为我国培养高等中医药人才的重要基地，成为发展中医药学，使之屹立于当代世界医学之林的牢靠基础。中医办大学的历史相对其他学科要短，中医药高等教育研究起步也较晚，某些方面还处在探索的阶段，其投入机制也尚未成熟。中医药高等教育引进绩效评价制度，有利于各级各类人员的评价和激励。有明确的目标，并有相应的奖惩措施，这是高等中医药院校管理体系中的一个重要环节。绩效评价还需与绩效计划、过程管理、绩效反馈及奖励惩处等环节紧密相连，形成一个动态的循环系统。同时考评结果要与相关人员的薪酬、奖励、职业发展机会挂钩，以促进人才的流动和工作积极性的整体激发。

此外，政府通过绩效评价，采用科学、客观的数据对各学校的教育成果进行评价，能够比较出各学校工作水平之间的差异和自身发展的成效差距，对不同学校相同岗位的人员开阔视野有较大的帮助。同时也可以加强紧迫感和竞争力，使各类人员由注重各自工作量的完成转为对学校整体工作的关注和工作过程质量的控制。

## 四、中医药高等教育投入实行绩效评价的难点与对策

由于中医药高等教育财政投入绩效评价的激励和约束机制尚未建立,高等中医药院校财政性资金的使用效益缺乏应有的考核、监督和评价,因此绩效评价制度有待逐步完善。

### (一)加强中医药高等教育投入绩效评价的制度建设

目前中医药高等教育投入实行绩效评价还处于探索阶段,因此需进一步加强高等教育投入实行绩效管理的法制化建设,在《高等教育法》、《预算法》等法律法规中增加高等教育投入实行绩效管理的要求,统一制定或修订绩效评价的规章制度,明确高等教育投入绩效评价的工作规则、工作程序、组织方式和结果应用等,同时明确相关行为主体的权利和义务。通过建立中医药高等教育投入绩效评价制度,促进高等中医药院校转变重投入、轻效益的思想观念,建立投入与产出之间的互动关系,引导学校的一切办学活动,讲求投入产出效率,制定以绩效为导向的发展规划。

### (二)建立中医药高等教育投入绩效评价的激励机制和约束机制

由于政府财政在投资责任上没有形成激励机制和约束机制,一些高等中医药院校在预算资金的安排上则着眼于把钱花出去,没有从源头上控制低效益的教育投入项目,成本意识不强,办学效益不高。因此,中医药高等教育投入机制改革必须以绩效为中心,实现财政拨款与用款单位绩效考核挂钩。通过建立中医药高等教育投入绩效评价制度,使政府有效地约束学校管理者,正确引导和规范办学行为,以改善管理理念,促使高等中医药院校将现实利益和长远利益相结合,把高等中医药院校各方面、各环节的行为取向引导到绩效上来,调动管理者

和教职工创造良好绩效的积极性。绩效评价作为政府及社会对高等中医药院校投入的依据,最终真正实现"优校优投""优项优投",促进高等中医药院校的科学管理。

### (三)制定科学的中医药高等教育投入绩效评价标准

中医药高等教育投入实行绩效评价是一项十分复杂的系统工程。由于高等中医药院校办学层次不同,所处地区也有差异,学校的办学目标、队伍结构不同,财政支出的标准也差异较大,评价指标的科学性、通用性和复杂性难以有合适的指数来覆盖,在评价中用同一个标准显然有失公平。因此,必须建立一整套高等中医药院校绩效管理指标考核评价体系。在高等中医药院校的绩效评价体系中,无论是财务指标的定量分析还是非财务指标的定性分析都要遵循短期利益与长远目标相结合、结果评价与过程评价相协调、目标考核与综合评价相补充的原则,使评价结果既科学合理,又接近真实水平。

### (四)构建以绩效为导向的高等中医药院校财务管理体系

我国现行的高等中医药院校会计系统实行的是收付实现制的核算方式,无法满足中医药高等教育财政支出绩效评价的需要。绩效评价的主要依据来自于会计信息,通过会计信息和评价指标间的相互关联,可以使评价结果有效地反映出高等中医药院校的真实绩效。因此,必须构建基于绩效为导向的高等中医药院校财务管理体系,改革现有的高等中医药院校会计核算和财务报表制度,在预算编制和执行过程中,全面引入绩效管理的理念,优化预算资金分配,并以绩效管理为目标,严格控制预算执行,增加绩效考核的内容,促进财力资源的优化配置和有效使用。

## 第四节 中医药高等教育投入的绩效评价体系

随着《中华人民共和国国民经济和社会发展第十二个五年规划纲要》（简称《规划》）的发布，中医药事业迎来了新的发展机遇。《规划》不仅自新中国成立以来首次将中医药发展单列一节，还在其他两处提及中医药相关内容。解读其内容可看出中医药在国家发展格局中的分量，这将是中医药发展的重要机遇。

2011年12月3日，在"河北省振兴中医药事业大会"上，前卫生部部长陈竺更是提出，要充分发挥中医药在深化医改中的重要作用，落实对中医药投入的倾斜政策，在基本药物制度实施、公立医院改革试点、医疗保障制度建立以及价格形成机制等方面充分考虑中医药的自身规律和特点。中医药简、便、验、廉的特点对于把医改不断推向深入、让老百姓真正地享受到医改带来的实惠具有重要意义。但在这当中，如果没有政策的有力扶持，中医药的"廉"就意味着中医医疗机构收入的减少、效益的下降，中医药队伍的稳定也将受到影响。因此，要结合实际、突出重点，切实在解决长期制约中医药发展的关键问题上有所突破，探索建立有利于中医药特色优势发挥的管理体制、补偿机制、运行机制和监管机制。

构建中医药高等教育投入绩效评价体系，应在绩效评价的总体框架下进行，具体包括：制度规范、绩效目标体系、指标体系、评价标准体系、评价流程与方法和评价的工作组织。

### 一、中医药高等教育投入绩效评价的原则

#### （一）系统性原则

中医药高等教育是一个开放的社会技术系统，既包括教育组织结构和教育技术因素，也包括教育管理、教育心理和社会

方面的因素。因此,中医药高等教育投入绩效评价也应是一个结构复杂、层次复杂的体系。

从投入方面看,财政对中医药高等教育的投入既有中央财政投入,也有地方政府投入。近年来,包括企业赞助、个人捐赠和课题经费投入等各类投入也在不断增加,中医药高等教育投入呈现数量不断增加、来源渠道多元化的特征。

从产出效益看,中医药高等教育投入效益主要体现在中央和地方人力资本提升方面。国民素质的提高、科技创新能力的培育最终会反映在国家人力资本提升上。内生经济增长理论认为,人力资本提升对经济的增长具有重要的贡献。对中医药高等教育投入的绩效评价无论是投入方面还是产出方面都需从系统论角度出发,综合地加以评价。

(二) 重要性原则

重要性原则最初来源于会计学。中医药高等教育投入的系统性决定了影响其绩效评价的因素非常复杂,对这些影响因素全部量化考察既无可能,也无必要。由于中医药高等教育投入以中央和省级两级财政投入为主,故需将重点放在中医药高等教育对经济增长和国民人力资本提升的影响上,包括社会绩效和经济绩效两个方面。

(三) 数量性原则

按照数量性原则要求,对中医药高等教育投入进行评价时需尽可能采用数量指标。但中医药高等教育的投入和产出的量化往往比较困难。以产出为例,中医药高等教育投入的产出往往是多方面,如果说经济增长方面的产出尚可以量化的话,中医药高等教育投入对国民素质、社会文化等这些隐形因素的产出却难以量化。因此,中医药高等教育产出的评价主要从产出的经济学方面进行分析,对不易量化分析部分采取定性分析。

中医药高等教育投入的数量确认相对容易。1949年以来中医药高等教育投入的方式主要有两种：一是"基数+发展"方式（1955—1986年），即国家对中医药高等教育的投入主要考虑上年所得份额和当年增长两方面因素，在此基础上综合确定具体年份的中医药高等教育投入。二是"综合定额+专项补助"方式（2002年至今）。国家对中医药高等教育的经费投入一方面考虑日常运转而进行正常经费拨付，另一方面对某些大型的修缮和专项业务活动发生的费用则按照项目申报拨款。正常经费是指为保障高等中医药院校教学和科研工作正常运转、完成各项任务而拨付的财政补助收入部分，包括人员经费和公用经费两部分。专项拨付是对正常经费进行有益补充。其基本计算方法如下：

$$Y = \sum_{i=1}^{n} A_i X_i + \sum_{i=1}^{n} B_i$$

公式中，$X_i$ 为相关拨款项目的拨款标准；A 为拨款项目，包括各类学生人数、专业设备补助费、长期外籍专家费、离退休人员经费等；B 为各类专项补助；Y 为拨款总额。

2003年以后，"生均综合定额+专项补助"预算管理方式又在我国绝大多数高等学校中实行，其实质是将高等中医药院校正常运营支出平均分摊到每个学生身上，按在校学生人数进行补助。

## （四）可比性原则

中医药高等教育投入的绩效评价目的在于对所投入的资金进行中长期监管，提高公共支出的利用效率。要实现此目标就需要不同指标和数据具有可比性。按照可比性原则要求，对中医药高等教育投入效益进行评价时应该注意两点：一是评价模型和指标体系要统一，不同时期和不同区域的中医药高等教育投入指标模型应该一致，以保证分析结论具有可比性。二是数据要具有可比性，不同时期的分析数据应该换算成某一特定的年份数据，以利于分析比较；不同地区间的比较分析数据也要进行换算,以便进行横向比较。

## 二、中医药高等教育投入绩效评价的目标

### 1. 形成一套科学、全面的目标体系

按照公共产品理论划分,中医药高等教育属于准公共产品。中医药高等教育的这种准公共产品性质,决定了中医药高等教育投入需要政府、学生家庭和社会共同承担。长期以来,由于没有建立科学、合理的中医药高等教育投入绩效评价体系,高等中医药院校中"重投入、轻评价"的问题一直没有得到有效重视和解决。尽管政府投入不断加大,学生收费也居高不下,但高等中医药院校运转仍普遍感到比较困难。因此,尽快建立中医药高等教育投入绩效评价体系,合理划分政府投入在整个中医药高等教育投入中的比例,逐步形成结构合理、运转高效的中医药高等教育多元化筹资机制已是当务之急。

### 2. 建立能够衡量这一目标体系的指标体系

指标体系的确定要考虑指标对目标体系的解释,即通过这些指标能够反映出中医药高等教育投入的目标,指标体系的建立,要反映出中医药高等教育投入绩效目标的实现程度。指标体系是否科学、通用,体现在能否细化为一系列可量化或定性的标准,标准是用来衡量指标的尺度。目标、指标与标准的关系见图 7-4。

中医药高等教育投入合理化评估是对中医药高等教育投入的宏观评估,需注重整体宏观状况,而不是进行个别学校的具体状况评估。为了利于指标体系的构建,可以把教育绩效评价指标体系分成不同层级,以便于解释教育特有的规律性。

第一层:衡量教育发展的重点和方向,为中医药高等教育绩效评价指标体系的主要部分,从教育投入、教育过程、教育输出三方面加以分析。

第二层:分属于第一层的各部分,探讨各部分所含有的内

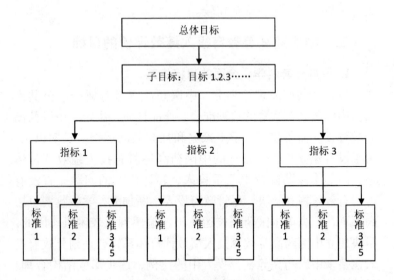

图 7-4 目标、指标与标准的关系

容,包括教育投入中的各种资源,如经费资源、人力资源、物力资源和资讯资源;教育过程的各项活动和运作,如行政管理、教学活动、教学辅助服务;教育输出的结果与影响,如参与机会、学习进展、教学科研和服务社会程度。

第三层:为整个指标体系的最底层,即具体的指标,是评价的标准,构成整个绩效评价指标体系的基本内容。

这些指标从不同角度和不同方面反映了中医药高等教育品质,它们对教育品质的贡献也不尽相同,因此需要给这些指标赋予相应的权重,以反映它们在整个评价体系中各自的重要性程度。

## 三、中医药高等教育投入绩效评价的重点问题

随着中医药高等教育的快速发展,政府公共财政的改革越来越强调以效益为中心的投入、产出新理念。实践表明,传统的拨款方式已不适应中医药高等教育发展的要求。现阶段中医

药高等教育投入绩效评价存在的主要问题也是构建评价体系需重点考虑的因素。

**1. 中医药高等教育财政拨款制度存在的问题**

我国财政支出公共教育经费占国民生产总值的比例一直在 2%～3%之间，低于发达国家平均水平的 6%和发展中国家平均水平的 4%。中医药高等教育生均预算内教育事业经费和生均预算内公用经费逐年降低，2005 年分别为 5375.94 元和 2237.57 元，而发达国家公立大学生均预算内事业费为 4118.64 元，亚洲发展中国家这个指数的平均值为 6004.58 元。中医药高等教育资源的短缺需要有效的投入机制进行资源配置。目前国家财政拨款仍然是中医药高等教育的主要经费来源。

1986 年以来，中医药高等教育投入由"基数＋发展"的拨款方式转为"综合定额＋专项补助"的拨款方式。前一种方式是由财政部门根据高等中医药院校的规模以及各种日常经费开支的需要，核定一个拨款基数，以后各财政年度的经费预算在上年的基数基础上，根据财力状况增加本年度的发展经费。在这种拨款方式下，由于基数的确定缺乏系统、明确的科学依据，导致各高等中医药院校之间存在资源分配不平衡和不合理现象，不利于高等中医药院校之间的公平竞争；同时高等中医药院校获得的发展经费与事业发展计划的关系不够密切，与招生规模之间没有必要的联系，故而高等中医药院校缺乏扩大招生的积极性。

"综合定额＋专项补助"的拨款方式，体现出高等中医药院校财政拨款与学生人数和事业发展计划密切相关，财政部门以教育投入的成本为基础，对不同层次、不同类型的学生分别制定不同的定额标准，然后计算出"综合定额"；再根据高等中医药院校发展的各种特殊需求和政府专项资助的重大工程，如实施"211 工程""985 工程"项目和《面向 21 世纪教育振兴行动计划》中的一系列建设项目等给予"专项补助"等方式。这种拨款方式标准量化，透明度提高，鼓励高等中医药院校为社会多培养学生。但是由于"综合定额"的成本结构并不能全面、准确反映高等中医药院校实际需求；加之按学生综合定额拨款在一定程度上刺激了一些高等中医药院校不顾办学条件盲目扩大招生规模而对教育质量和办学效益关注不够，在专业设置上设法增加所谓低成本的专业，导致学生培养质量不高、专业不适应社会需要、就业困难等现象存在，因而既无法引导高等中医药院校实现教育数量与质量的统一，也无法引导高等中医药院校提高办学效益，更不能引导高等中医药院校对社会作出全面的、效益最大化的贡献。

**2. 高等中医药院校对投入责任和支出绩效不够重视**

政府教育主管部门和财政部门对高等教育经费预算的编制和审批有一整套制度，但未能将绩效评价纳入高等院校预算执行和管理的整个过程。绩效预算管理要求以成果为导向，追求效益最大化为管理目标，将实现既定的目标作为预算管理的根本要求，将财政资金配置的最终成果作为评价的标准。但是有的高等中医药院校在经费预算被批准、财政资金落实后，在执行过程中着眼于如何把钱花出去，缺乏有效的控制；有的另搞一套预算方案，甚至改变了资金使用方向，忽视投入绩效和办学成果的实现，更没有明确的经济责任和绩效考评制度，造成资金使用效率不高，甚至出现盲目投入，造成浪费。

**3. 中医药高等教育投入缺乏完善的绩效环境和监督机制**

目前，中医药高等教育投入机制改革尚处于探索阶段。许多省、市已开展了中医药高等教育财政支出绩效评价的试点工作，但尚未建立完善的绩效评价体系，中医药高等教育投入绩效评价的激励和约束机制尚未建立。财政资金的使用效益缺乏应有的考核、监督和评价，导致中医药高等教育一方面资金短缺，另一方面存在浪费、效益低下的情况。由于各高等中医药院校办学层次不同,所处地域不同,故而存在难以解决评价指标的通用性、财政支出的公共性和复杂性问题;加之各高等中医药院校所处地区的经济发展水平和地方政府支持的力度也有较大差异,很难制定统一的、科学合理的标准来对效益的长期、短期进行对比分析。

随着社会主义市场经济的深入,中医药高等教育的投入呈现多元化趋势,但政府投入仍占主体。由于财政投入不足,高等中医药院校经费来源单一,自筹能力和社会捐资的社会环境和制度环境不具备,中医药高等教育经费仍存在"吃财政饭"的状况,人员经费占办学经费的比例较大,学校无法集中财力来实现发展目标,因此优势难以发挥,绩效难以体现。

## 四、中医药高等教育投入绩效评价指标体系

基于《中国统计年鉴》、《中国教育经费统计年鉴》的统计数据,设计出中医药高等教育投入绩效评价指标体系。中医药高等教育投入绩效评价指标包括投入资金指标、产出效益指标、资金利用效率指标、发展潜力指标和综合实力指标。这些指标根据教育事业核算体系进一步细分,形成了一个可比较和分析的指标体系。见表7-9。

表7-9 高等教育投入绩效指标体系

| 类别 | 指标名称 | 计算公式 |
|---|---|---|
| 投入资金指标 | 财政拨款占总收入的比重 | =本年财政拨款总额÷全年收入总额×100% |
| | 学校自筹经费占总收入的比重 | =全年自筹经费总额÷全年收入总额×100% |
| | 生均收入 | =全年收入总额÷在校生人数 |
| | 教职工人均收入 | =全年收入总额÷平均教职工人数 |
| | 教师人均科研经费 | =全年科研经费总额÷年均教师人数 |

续表

| 类别 | 指标名称 | 计算公式 |
| --- | --- | --- |
| 产出效益指标 | 万元财政投入培养学生数 | =在校学生人数÷当年财政拨款总额（万元） |
| | 就业率 | =学校当年就业人数÷当年毕业生总数×100% |
| | 教师人均发表论文专著数 | =当年教师发表论文专著总数÷年均教师人数 |
| | 教师千人均科研成果获奖数 | =当年学校科研成果获奖总数÷年均教师人数（千人） |
| | 科研成果应用转化率 | =当年学校科研成果应用转化数÷当年科研成果总数×100% |
| 资金利用效率指标 | 生师比 | =折合在校生数÷教师总数 |
| | 专任教师占全体教职工比例 | =年末专任教师人数÷年末教职工人数×100% |
| | 教学仪器设备经费占公用经费比例 | =当年教学仪器设备购置费÷当年公用经费×100% |
| | 生均教育事业支出 | =年教育事业支出总额÷在校生人数 |
| | 生均教学仪器设备费 | =年教学仪器设备购置费÷在校生人数 |
| | 人员支出占总支出的比重 | =人员支出÷总支出×100% |
| | 毕业生合格率 | =取得毕业证的毕业生人数÷毕业生总数×100% |
| 发展潜力指标 | 连续3年教育经费投入平均增长率 | =连续3年教育经费增长率之和÷3 |
| | 自筹经费年增长率 | =当年自筹经费增长额÷上年自筹经费总额×100% |
| | 科研收入年增长率 | =当年科研收入增长额÷上年科研收入总额×100% |
| | 总资产增长率 | =当年总资产增长额÷上年年末资产总额×100% |
| | 公用支出增长速度 | =当年公用支出增长额÷上年公用支出总额×100% |
| | 人员支出增长速度 | =当年人员支出增长额÷上年人员支出总额×100% |
| | 发展性支出占总支出比重 | =（基建支出+设备支出+重点学科建设支出）÷总支出×100% |
| | 3年资本积累平均增长率 | =[（年末净资产总额÷3年前年末净资产总额）-1]×100% |
| | 资产负债率 | =负债总额÷资产总额×100% |
| | 专任教师具有博士、硕士学位比例 | =具有博士、硕士学位的专任教师÷专任教师总数×100% |
| | 连续3年平均一次性就业率 | 3年毕业生一次性就业率之和÷3 |

续表

| 类别 | 指标名称 | 计算公式 |
|---|---|---|
| 综合实力指标 | 学校总收入（万元） | |
| | 学校总支出（万元） | |
| | 学校总资产（万元） | |
| | 公用支出占学校总收入的比重 | =当年公用支出÷学校收入总额×100% |
| | 人员支出占学校总收入的比重 | =当年人员支出÷学校收入总额×100% |
| | 在校学生人数 | =普通本、专科（高职）生数+硕士生数×1.5+博士生数×2+夜大（业余）学生数×0.3+函授生数×0.1 |
| | 教师总数 | =专任教师数+聘请校外教师数×0.5 |
| | 生均校园占地面积（$m^2$） | =校园占地总面积÷在校生人数 |
| | 生均资产值（万元） | =资产总值÷在校生人数 |
| | 人均年末净资产 | =年末净资产÷年末教职工人数 |
| | 生均图书册数 | =图书总册数÷在校生人数 |

备注：连续3年教育经费投入平均增长率体现高校的发展态势和扩张能力；表中经费增长额公式：经费增长额＝当年经费总额－上年经费总额；3年资本积累平均增长率反映高校资本连续3年的积累情况，体现高校资本发展水平和发展趋势；一次性就业率＝当年毕业生就业人数÷当年毕业生总数×100%。

## 五、中医药高等教育投入绩效评价的流程和方法

### （一）中医药高等教育投入绩效评价流程

绩效评价离不开针对性和适用性强、科学合理的指标体系，这是绩效评价工作能否获得客观、公正、科学结论的前提保障。中医药高等教育投入绩效评价的工作流程主要包括：一是制定工作计划，确定绩效评价对象，并下发绩效评价通知；

二是成立绩效评价工作小组，聘请专家咨询；三是设计评价方法，确定绩效评价工作方案和绩效评价原则；四是收集、整理绩效评价数据；五是具体实施评价，形成评价报告；六是反馈评价结果，做好工作总结。中医药高等教育投入绩效评价流程见图7-5。

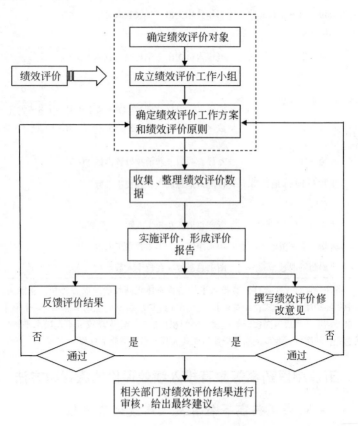

图7-5 中医药高等教育投入绩效评价流程

## （二）中医药高等教育投入绩效评价方法

### 1. 成本-效益比较法

针对教育支出确定的目标，在目标效益额相同的情况下，对支出项目中发生的各种正常开支、额外开支和特殊费用等进行比较，以最小的成本取得最大效益为优。

### 2. 目标预定与实施效果比较法

通过比较教育支出所产生的实际结果与预定目标，分析完成（或未完成）目标的因素，从而评价教育支出的绩效。

### 3. 历史比较法

将历史上各时期的教育支出按一定原则和类别分类排列，然后分析比较，确定教育支出效率变化的情况。

### 4. 横向比较法

将相同或近似的教育支出项目通过比较其在不同地区间的实施情况来分析、判断支出的绩效。

### 5. 功效系数法

功效系数法是综合评价分析中的一个重要方法，其基本步骤包括：根据选定的单项指标重要程度分别确定其权重；通过确定每项评价指标的"满意值"和"不允许值"，采用改进的功效系数法，计算各项指标的单项评价分数。

### 6. 专家评议与问卷调查法

对于无法直接量化其绩效的指标，可以选取由有关专家进行评价，并对社会公众进行问卷调查的方式，以评价其绩效。如评价教育支出公众满意度时，就要采用此评价方法。

总之，中医药高等教育投入绩效评价是一项创新的管理工作，是探索建立中医药高等教育投入绩效预算评价体系、推进财政支出管理改革的重要举措。将中医药高等教育投入绩效评价制度引入预算管理，不仅有助于进一步提高高等中医药院校预算管理水平和财政资金使用效益，而且有助于提高高等中医药院校办学水平和教育质量。

# 第八章　加大中医药高等教育投入的对策

中医药高等教育是中医药事业发展的基础，也是中国教育体系中独具特色的教育方式。新中国成立以后，党和国家十分重视中医药高等教育事业的发展，采取了一系列有效措施大力发展中医药高等教育。中医药高等教育在整个国民教育事业和现代化建设中起着重要作用，中医药事业的发展关系到我国整体健康水平和综合国力的提升，关系到经济繁荣、社会进步、人民生活质量的提高，关系到我国优秀传统文化的传承。只有积极营造有利于中医药高等教育发展的社会环境，进一步完善中医药高等教育投入、人才培养、办学机制、专业设置、人力资源等相关政策，尊重中医药高等教育规律，进一步明确中医药高等教育的特殊地位，才能推进中医药高等教育事业的蓬勃发展。

## 第一节　提高对中医药高等教育投入重要性的认识

高等中医药院校具有其特殊性，由于历史原因，独立设置的高等中医药院校与其他类别的高等院校相比，因积累不多、底子较薄，筹集资金的任务非常艰巨。另外，中医药教育专业性强，发展路子单一，办学规模普遍不大。自"扩招"以来，办学矛盾日显突出，作为办学经费主渠道的教育事业经费（学杂费、住宿费），除满足日常教学支出外，已难以满足进一步发展的基础建设和内涵建设。

## 一、把教育摆在优先发展的战略地位

在我国的具体国情下,能否解决好教育经费投入不足的问题,关键在于不断深化各级党政主要领导对解决教育经费投入不足问题重要性的认识。因此,各级政府必须要转变观念,切实把教育摆在优先发展的战略高度,把增加财政性教育经费投入作为义不容辞的责任与义务,增强法制观念,提高依法投入教育的决心,而不应把发展经济与发展教育对立起来,认为只有把经济搞上去,才能发展教育,甚至出现挤占、挪用教育经费上项目等错误的认识和做法。要克服只顾眼前短期经济利益的思想,用发展的眼光看待教育对经济增长的巨大作用。要调整支出结构,减少不必要的财政支出。对于各级财政每年的超收收入和财政预算外收入,一律要按年初确定的教育经费预算占财政支出的比例划拨出用于教育的部分。

要保证政府对教育投入的稳定增长,确保《纲要》提出的国家财政性教育经费支出占国民生产总值4%和《教育法》规定的"三个增长"目标的实现。同时,加大对高等教育的投入力度,通过积极发展各类高等教育,大力提高全民族的科学文化素质,进而提高综合国力。按高等教育经费需求占总教育经费20%的比例估计,高等教育政府财政投入应占GNP的1%左右。政府对高等教育的投入不但应保证有适度的规模,还应该有合理的结构,即对高等教育的经费投入应在不同学历层次、不同教育形式、不同类型院校和不同学科专业之间进行合理分配,使各类专门人才在数量、质量、结构上与经济和社会发展相适应,实现教育与经济、社会协调发展,使高等教育有限的资金投入产生最大的效益。只有高等教育经费投入到位,中医药高等教育的投入才能得到有效保障。

## 二、扩大政府对中医药高等教育的支出

目前，我国的财政集中度过低，这不但削弱了政府的调控能力，也影响了政府对高等教育经费的投入。这是提高政府对高等教育支出的关键。

由于税收是政府财政收入的主要来源，因此通过完善税制、加强税收征管可以提高税收收入，从而增加财政收入，进而提高财政集中度。

积极开辟政府为教育服务的税种，以税收的形式向社会各界征收教育经费，这是增加财政收入的一条有效途径。目前开征的城市教育费附加、农村教育费附加和地方教育费附加，虽有一定程度的强制性，但是在实际征收过程中，税收部门往往是先保税再收费，缴纳单位也是重税轻费，使得上述附加费难以足额征收。要克服这些弊端，可以取消这三项教育费附加，开征全国统一的教育税。

此外，用人单位是高等教育的直接受益者，但由于受教育者通过接受高等教育获得的人力资本不能直接出售给相关的用人单位，因而用人单位往往缺乏对高等教育投入的积极性。为了保证用人单位能够合理分担高等教育成本，政府要向用人单位尤其是私营企业征收毕业生税，以促使其分担毕业生的教育费用，间接地对高等教育予以投入。毕业生税的多少由教育成本和所雇用的毕业生的人数来决定，征税时间的长短则以能够回收相应的教育成本为准。用人单位交纳的毕业生税是高等教育获得的一种稳定且持久的教育投入。

国家的财政拨款对高等中医药院校的建设和发展起着决定性作用。随着国力的增强，政府也应逐步加大对高等中医药院校的投入，在实行国家、社会、个人对教育成本分担机制中，增加国家分担比例。同时，在对高等中医药院校投入时，既要重视公平问题，也要考虑历史、地理等因素对高等中医药院校

的影响。这样在未来15年内，在保持现有规模的前提下，高等中医药院校才能在良性循环中培养出质量更高的中医药人才，满足社会对高等中医药人才的需求。

## 三、完善高等中医药院校内部管理体制与运行机制

在社会主义市场经济体制下，学校内部的管理体制和运行机制要力求办学风险最小化，办学效益最大化，办学程序最优化，规范管理，实现宏观调控与自我约束发展相结合。高等中医药院校内部管理需做到以下几点：

**1. 坚持特色**

高等中医药院校必须在坚持中医药主体地位的前提下，实现多学科的协调发展；鼓励和支持中医药教育多样化；鼓励和支持高等中医药院校办出特色。

**2. 科学定位**

发展中医药事业首先要根据科学发展观和构建和谐社会的要求，认真分析面临的形势和任务。中医药高等教育关系到维护人民健康，关系到社会稳定，关系到国民素质的提高，关系到国家的可持续发展。其发展要从国家经济和社会发展的大局出发，结合中医药实际，找准位置，明确职能，深入分析有关问题，研究解决问题的措施。

**3. 依法办学，依法治校**

高等中医药院校要贯彻落实《中华人民共和国教育法》、《中华人民共和国高等教育法》，落实学校法人制，明确学校法人地位，强化法人行为，使学校成为面向社会依法自主办学和有效自我约束的法人实体。作为政府需合理分权，明确所有权、管理权等管理要素，明确相关责任，使学校能够切实负起办学的全部独立责任。要实行分级分层管理，逐级负责，真正实现责、权、利的统一。

### 4. 改革招生与毕业生就业制度

需逐步扩大学校的招生自主权，实行学生缴费上学、政府和社会助学、在国家指导与帮助下毕业生和用人单位双向选择的就业制度。

### 5. 鼓励学科的交叉与融合

鼓励和支持高等中医药院校通过改革，突破单科院校办学的局限性，推进校际之间合作办学、社会参与办学。采取与综合性大学或其他科类院校联合开办中医药类专业、联合培养研究生等合作形式，促进学科交叉，文、理、工、医等多学科的相互渗透。

### 6. 优化教育资源配置

鼓励和支持高等中医药院校与企业合作办学，共建中医药类专业。本着资源共享、优势互补的原则，积极推进中医药院校与中医医疗、科研机构的联合，建立医、教、研一体的管理体制。通过改革促进医、教、研在人才培养、医疗服务、科学研究中的相互渗透，相互配合，相互支持，实现教育资源的优化配置。

### 7. 大力发展民族医药

民族医药是中华民族优秀文化的瑰宝之一，也是中医药的重要组成部分，是建设具有中国特色社会主义医药卫生事业的重要方面，应鼓励和支持有条件的地方高等中医药院校开展民族医药的基地建设、人才培养和科研工作。

### 8. 稳步推进中医药高等教育国际化进程

鼓励和支持中医药高等教育国际化，鼓励和支持中医药教育机构开展多形式、多渠道、多层次的中医药国际合作与交流。

### 9. 加强实践性教学基地建设

中医药教育机构要按照中医类学生（含中医学、中西医临床、针灸推拿学和护理学等专业）生均一张病床的规模加强附属医院建设,其中有直属关系的附属医院病床不少于70%。各级卫生、教育主管部门要根据中医药教育机构的实际需要,规划和建设附属医院,或把符合条件的医院划归中医药教育机构作为直属关系的附属医院。同时,各级卫生、教育主管部门和中医药教育机构要根据实际需要,共同努力把符合条件的医院建设成为中医药教育机构非直属关系的附属医院。

### 四、改善中医药高等教育的办学条件

要采取有力措施,改善中医药高等教育的办学条件。进一步加强师资培养,建立和完善优化教师队伍的有效机制,提高教师队伍的整体素质,特别要加强中医临床师资队伍建设,保证有足够的中医临床教师投入教学工作,不断提高中医临床教学质量;更新教学设备,提高教育技术手段,促进教学方法的改革;加强实验室建设,改革实验教学的组织、内容和方法;建立符合中医药人才培养需要的实验教学体系;加强教材建设和信息化建设,为提高学生创新意识和自学能力创造条件。

## 第二节 建立具有激励机制的政府拨款制度

### 一、改革对中医药高等教育的拨款方式

#### (一)以往的拨款方式

我国自1985年起实行"综合定额+专项补助"的公式拨款方式,并实行"包干使用,超支不补,节余留用"的政策。

综合定额是根据上年度生均成本费和本年度的在校生规模(包括本年度的招生数)核定的。专项补助则根据学校的特殊需要,经学校申请,教育主管部门批准后拨付。

这种拨款方式操作简单,但以学生数作为单一政策参数,加上所依据的生均成本指标是前一年的决算数而非本年度的实

际成本额，因此既反映不出当年的物价波动对生均培养费的影响，又不能将拨款数额与高校的业绩挂钩，故而难以反映出新形势下各级各类高校经费需求的差别及其成本行为的变化规律。

拨款数额与高校在校生人数呈正比关系，往往导致高校盲目扩大办学规模，在十分有限的教育资源中争夺本单位的利益，由于师资力量和教学设施配置跟不上，从而导致教学质量大幅度下降。对于专业性较强的高等中医药院校限制作用尤为突出。因此，必须改革现行的高等教育拨款方式，减少固化因素，加强绩效评价与拨款的结合，提高拨款的科学性和透明度，以使有限的资金发挥出最大的效益。同时，对不同层次和科类高校的拨款标准和拨款方法应有所区别，充分发挥财政拨款对高等学校的宏观调控作用。

（二）改革后的拨款方式

国家在核定各高校每年的教育经费时（尤其是高等中医药院校），不宜采用原来"包干使用"的方法，而应考虑社会经济发展水平和社会自然增长的物价因素，按照增长指数足额投入，以保证高等中医药院校各项工作能够正常进行。

**1. 拨款方式**

在新的高等教育财政拨款机制下，可以将财政拨款分为：

①经常性拨款：主要用于满足学校一般性开支和固定资产增加及折旧的需要。

②科研经费拨款：主要用于基础科研的经费需求。

③对学生的资助拨款：主要包括奖学金、助学金和助学贷款等。

可实行绩效拨款制度，建立一套公平、公正、透明、高效的竞争机制，促进院校间的良性竞争，使教育资源得到最为充分、有效的利用。

## 2. 拨款模式

可将现行的拨款模式改为多重目标合理组合的拨款模式，即根据公平目标、效益目标、效率目标和政策目标建立新的合理的拨款模式。

①考虑公平目标：是要求教育主管部门在核拨经费时，应考虑高等中医药院校生均成本的差异，并与在校生人数进行换算，以体现学校之间在占有政府资源上的公平性，同时减轻因合理拨款而造成的学校在弥补资金缺额上的压力。

②考虑效益目标：是要求教育主管部门在全面考察学校办学的内部经济效益和社会经济效益的基础上进行拨款，考察办学的内部经济效益可从生均成本、经费使用效率以及规模效益等方面进行；考察社会经济效益可根据毕业生对人才市场和社会经济发展的适应程度以及科研成果的开发应用状况等方面进行。

③考虑效率目标：即要求政府在核拨经费时，以学校对人力、物力、财力资源的利用效率为依据进行拨款，以促进学校资源利用效率的提高。

④考虑政策目标：是指政府需制定并不断调整高等教育的发展政策目标，从拨款数量上体现数量与结构调整政策，包括要保护和扶持的、要鼓励和支持的、要控制和限制的学校、专业乃至学科，以保证基础学科和部分有潜质学科的健康发展。

将上述各种目标合理组合为量化的、可操作的拨款公式，以此作为拨款的基本依据，这样拨款就成为政府对院校进行政策导向和宏观调控的一种重要经济手段。

### （三）建立绩效拨款指标体系

政府相关部门要着手制定符合我国国情的绩效拨款指标体系，将拨款与评估密切结合起来，鼓励学校进行资源的合理竞争，以实现既能优化资源配置，又能搞活高等教育、提高高等教育整体水平的目的。

为了确保以财政拨款为主的教育经费的投入，有必要建立教育经费投入的监测系统，加强对各级政府教育投入水平的监测和评估，并建立政府宏观管理、高校自我约束、社会参与评价相互结合的有效机制，推动学校成为面向社会依法自主办学的法人实体。

### （四）借鉴教育凭证拨款机制

西方发达国家尤其是一些福利国家采用的教育凭证拨款机制为我们提供了借鉴。

教育凭证的设想最初由美国经济学家弗里德曼提出，他建议政府直接向学生家长发放教育凭证，使它成为能够补偿每个学生每年花费在国家认可的教育服务上的一笔特定最大支出。

其基本运行机制为：家长取得政府所发放的教育凭证后，将其子女送入政府认可的学校就读，家长用该凭证来支付子女在学校的学杂费，学校将通过竞争获得的教育凭证从政府手中换取现金。这样既保证了学生选择学校的权利，也利于学校教学质量的提高。

我国可以进行试点，有步骤地推行教育凭证拨款机制。在拨款的同时，促进学校办学水平的提高。为了达到预期的效果，政府应建立完善的信息传递机制，保障社会和学生的知情权，避免学校为了扩大招生规模和提高资金数额，向社会提供虚假信息，误导学生进行选择。

## 二、推进中医药高等教育管理体制改革

中医药高等教育要适应大众化发展趋势，培养更多的高素质创新人才，就必须彻底改变长期存在的条块分割、学校规模偏小、力量分散等状况，加大改革力度，对教育资源进行优化配置，提高办学质量和办学效益。

### （一）继续扩大办学自主权

扩大高等学校办学自主权，建立学校自我发展和自我约束

的机制,是高等教育管理体制改革的主要内容。中医药高等教育管理体制的改革,不是简单改变学校的隶属关系,而是要把重点放在转变政府职能、扩大学校面向社会依法自主办学的权限、建立起自我发展和自我约束的机制上,由对学校的直接行政管理转变为运用立法、拨款、规划、信息、服务、政策指导和必要的行政手段进行宏观调控,使高等中医药院校拥有招生自主权、专业设置权、教学自主权、科研自主权、对外交流权、人事自主权和财产自主权。

市场机制对高等教育的调节就是把学校看作生产者,而生产者在市场经济条件下,为了在竞争中求得生存和发展,必须对其生产过程享有充分的自主决策权。按照生产功能的学说,高等学校是有别于经济生产实体的一类非营利组织,它的决策和活动是为了在竞争中追求最大的综合效益(包括经济效益和社会效益),而不是追求获取最大利润。高等学校的生存和发展主要靠两个方面:一是学校的产品,包括毕业生、科研成果和社会服务,其质量能够最大限度满足社会的需求。二是在人、财、物等方面的收支平衡能力,包括学生所交的学费、政府的财政拨款、社会团体及个人的资助,以及学生的录取和教职员工的录用等。在投入与产出之间有一个过程,这个生产过程的效率取决于生产者的决策和活动本身。为此,要提高高等中医药院校"生产过程"的效率就必须使学校对生产过程拥有自主决策权。

高等中医药院校需要产生的综合效益表现为学校能否满足国家、社会和个人的多方面需求,所以其办学自主权又是有限度的,需要国家加强宏观调控,使其能满足社会发展的全面需要,而且随着高等学校职能的扩大和对国家、社会的重要性日益突出,国家的宏观调控也必然不断加强。

(二)转变政府管理职能

我国高等教育管理体制改革从宏观上讲存在着三个层面的

改革：一是以实行中央和地方"统分结合"的管理模式，扩大地方政府主要是省级政府的统筹权和决策权，理顺中央政府与地方政府（上、下级政府）之间关系为主要内容的改革。二是以消除"条块分割"和"小而全"状况，实行条块有机结合，形成高等学校合理布局，教育资源优化配置，理顺高校与高校之间关系为主要内容的改革。三是以形成"政府宏观调控，社会积极参与，学校自主办学"的运行机制，理顺政府与高校之间关系为主要内容的改革。

在我国高等教育向大众化迈进的形势下，要加强省级政府对本地区高等学校的统筹决策权，形成举办者、管理者职责分明，变"条块分割"的旧体制为"条块结合"的新体制。这是我国高等教育管理体制改革的重要内容之一。社会主义市场经济体制的建立和现代科学技术的发展，使得"条块分割"的教育管理体制的弊端越来越突出，克服弊端的途径之一是加强省级政府的统筹决策权。这是区域经济发展的要求，是中央机构改革和政府职能转变的客观需要，也是高等教育大众化发展的必然要求，也体现了高等教育办学和管理权限逐步下移的发展规律。

中医药高等教育作为影响国计民生和维系公民健康的重要部分，必然要求中央政府的积极参与。随着中医药高等教育在经济、社会发展中的战略地位越来越突出，需要加强其宏观调控。只有改革过于集中统一的管理体制，政府切实转变观念和职能，做到依法行政，社会积极参与和学校自主办学的机制才能落实，并进入良性运行轨道。

（三）加强社会参与

《中华人民共和国高等教育法》提出："高等学校应当面向社会，依法自主办学，实行民主管理。"国务院《关于＜中国教育改革和发展纲要＞的实施意见》中指出："为保证政府职能的转变，使重大决策经过科学的研究和论证，要建立健全社会中介组织,包括教育决策咨询研究机构、高等学校设置和学位评议与咨询机构、教育评估机构、教育考试机构、资格认证机构等,发挥社会各界参与教育决策和管理的作用。"

加强社会参与也是当代教育发展和改革的重要趋势之一。自20世纪60年代以来,世界上许多国家都在逐步加强社会力量参与管理学校,以增强高等教育的社会适应性。

在高等教育大众化进程中,强化高等教育面向社会、加强社会参与意识、提高高等学校参与社会事务的能力、吸引更多的社会力量参与高等教育事业有着重要的现实意义和深远的历史意义。中医药高等教育机构一方面要"走出去",提高自身参与社会事务的能力,向社会提供有实际应用价值的科研成果,促进科研成果向生产力的转化,如提供内容丰富的社会服务项目;另一方面,中医药高等教育机构也要尽可能多地吸引社会力量参与中医药高等教育事业。改变原来政府单一办学的格局,鼓励和支持社会力量和公民个人举办高等教育,这是中医药高等教育发展和改革的重要战略之一。

## 三、进一步完善中医药高等教育财政预算管理制度

现行的国家预算中,按预算等级依次分为类、款、项、目四级,教育事业费属于教科文卫事业费类中的款级,教育基本建设费属于基本建设类中的社会文教费款级。从财力分配来说,国家预算首先在类级支出中分配,然后依次在款、项、目级中进行再分配,教育经费为国家预算的第二次分配。为了增强拨款程序中的公平性和透明度,应实行各级财政的教育经费预算单列,将教育经费在国家和地区财政预算中的款级地位升格为类级。

此外,由于我国高等教育经费的核拨权在财政部门和计划部门,而高等教育规划和政策制定在教育部门,这样就导致了财权与事权的分离,拨款行为与政策调控的分离。应采取由教

育部门负责教育经费预算的编制,然后会同财政部门和计划部门,根据国家财力情况,平衡需求与供给,最后提出教育经费预算并纳入政府预算,并报同级人民政府和人民代表大会审议批准;同时,应将教育事业费和教育基建费在类级分配后,统一起来由教育部门在各级各类教育机构之间进行分配、管理和监控。只有这样,才能改变教育主管部门只有事权而无财权的被动局面,真正实现教育经费事权和财权的统一。

只有不断完善高等教育财政预算管理制度,才能确保政府对教育所需经费的足够投入,克服教育发展与政府拨款相脱节的状况,提高教育经费的使用效益;才能减少教育经费核拨过程中的主观随意性,根据教育发展的轻重缓急和自身规律来核拨经费,兼顾公平与重点,进而实现教育资源的优化配置;才能确保教育主管部门有效行使财政的宏观管理权和调控权,中医药高等教育才能凭借自身学科特点,获得中央和地方财政的支持。

## 四、建立中介机构,变直接管理为间接管理

建立和健全处于政府和高校之间的中介组织,使政府对高校从直接管理向间接监控转轨,不仅可以赋予高校更多的自主权,还可提高政府的工作效率。在西方发达国家,这种做法十分普遍,如英国的大学基金委员会。中介组织的设立不仅可以消除政府与高校之间可能存在的紧张关系,促进双方更好地合作,而且能够吸引社会各界人士参与教育决策,推动教育决策的民主化与科学化。西方国家的中介机构按人员构成划分主要有如下三种类型:

第一种:政府组织形式。这类中介机构一般由政府部门发起,由政府官员、大学教授组成,经费由政府全额投入,主要通过拨款、审议、咨询、考试等活动干预大学教育。

第二种:学术组织形式。这类中介机构是一种大学间的联

合体，由高等学校的校（院）长、专家、教授或学校的行政官员组成。其经费来源于组织成员单位，是一种非营利的、自治的中介机构。

第三种：民间组织形式。这类中介机构完全独立于政府、大学之外，是由社会知名人士举办的非官方组织。其设置形态是财团法人，是一种民间的、自治的机构。

我们可以借鉴西方国家设立中介机构的成功经验，逐步建立起一些国家级或地方省级的高等教育咨询、评估机构。咨询机构可以由政府和高校的有关专家及社会各界知名人士组成，评估机构可以由相关的专家、教授组成。这些中介机构不仅可以解决政府决策中存在的政策性较强、忽略高校实际发展状况的问题，而且可以解决高校进行自主办学与整个高等教育发展全局及国家经济发展的协调适应程度不够的问题，从而加强政府决策的科学性和民主性，使政府的决策易于被高校接受。同时，通过对学校办学质量实施测评和监督，不仅可以提高学校的办学质量，而且有助于加强政府对高校的宏观管理，为政府对高校进行财政拨款提供依据。

## 五、改革政府对高校的科研支出政策

为了提高拨款的透明度与针对性，政府需将对高等学校的教学常规拨款和专项拨款分开拨付。高校在科学研究方面具有无可比拟的优势，政府对高校的科研经费拨款包括基本科研经费和科研项目经费两类，其中基本科研经费主要为资助高校的基础研究，拨款的主要依据是高校的重点实验室建设情况、科研人员数量等。对于专项资金，政府可以项目的形式由各高校通过公开竞标的方法，采取合同拨款的方式，这样既可以使高校满足政府和社会的专门需要，又可提高专项资金的使用效益。在科研项目申请时需做到公开、透明，杜绝暗箱操作行为的发生。此外，引入竞争的拨款机制，不仅能够促进高校不断提高自身的科研水平，而且还可在高校间建立起既合作又竞争的良性发展氛围，提高我国高等教育发展的整体水平。对不同的科研项目，政府需制定不同的评价指标，以对高校的科研成果做出准确、客观的评价，促使高校不断提高自身的科研实力。为了弥补科研经费的不足以及促进产学研的结合，政府可以直接设立促进高校与企业联合开发的科研项目，并提供部分经费支持，为其合作创造良好的环境和条件。

目前，我国高等院校（包括高等中医药院校）科研经费的发放及管理由教育部科学技术司统筹负责，部属高校基本科研经费由教育部科学技术司具体负责，地方属高校基本科研经费由地方政府负责。竞争性科研项目的立项、评审由各项目主管部门管理，但需报教育部科学技术司备案。

## 六、完善政府对学生的资助体系

在高等教育的市场化背景下，高校的学费水平不断提高。为了保证入学机会均等，尤其是保证低收入家庭的子女顺利入学，政府可以通过提供奖学金、贷款、助学金、困难补贴、学费减免等途径，进一步完善学生资助体系，以保证低收入家庭学生有接受高等教育的平等机会，这也是政府投入高等教育的一个重要方面。

近年来，我国实行的国家助学贷款制度，一方面减轻了高等学校的经济压力，另一方面帮助低收入家庭学生顺利完成了学业，保证了高等教育入学机会均等。但从实际情况来看，能够受益的学生相当有限，因此学生贷款机制还有待完善。

要想改变目前学生贷款申请困难和回收困难的状况，政府就需要改变现行的政策，包括增加贷款数量、延长还款期限、改革担保制度、为贷款学生提供长期财政担保、公立和民办高校的学生享受同等的待遇等。我们还可以借鉴美国、日本等发达国家的成功经验，或者由政府对高等教育提供担保，或者直接用公共资金提供学生贷款。

此外,要积极探索银行、高校、社会中介机构协调合作的借贷管理体制,结合社会信用机制建设,促进贷款的发放和回收,同时加强贷款资助的信息服务,以使弱势群体得到充足有效的信息。

对于学杂费,国家需控制其增长速度,把学杂费占居民消费的比例作为制定学杂费标准、增加助学金的数量以及享受学杂费减免待遇的依据。进一步采取有效措施,保证低收入家庭的学生可以申请到助学贷款,以满足其学习和基本的生活需要。

## 第三节 多渠道筹措中医药高等教育经费

目前,中医药高等教育的成本分担,学杂费占经常性经费中的比例正快速提高,但仅仅将学杂费作为扩大中医药高等教育筹资规模的渠道则潜力有限。要解决未来发展的经费制约问题,可以采取吸收直接投资、向银行或非金融机构贷款和积极吸引社会捐款等方式多渠道筹措资金,可以采取国家投入和社会集资相结合的方式,建立中医药教育发展基金,以保障中医药高等教育稳步、持久的发展。

### 一、建立中医药高等教育基金

教育基金是指国际组织或各国政府、企业、社团与个人为发展教育事业而募集的专项资金,它能够在短时间内把社会闲散资金聚集起来,通过专门机构的投资运作使之增值,其投资收益用于资助教育事业,以弥补教育经费的不足,并单独进行核算。基金的增值功能使之成为教育经费构成中最具活力的一个因子。

## （一）高等教育基金

高等教育基金是全方位行使国家发展高等教育事业的财权、事权的一项根本制度，主要是建立中央和省一级的高等教育基金，分为普通基金和专用基金两部分。前者包括事业费和一般基本建设费等基本费用，后者是用于实现政府政策目标的专项投资。基金的管理需要设立专门的高教拨款机构（基金会），它可以由政府部门的官员、大学校长、教师代表、工商界代表等组成。

**1. 基金会的职能**

基金会的主要职能是：制定高等教育基金的拨款原则、指标体系和拨款公式；编制基金年度预算草案和年度决算报告；受理高等院校的基金拨款申请；编制基金分配方案，并报请上级主管部门审批等。

**2. 实行高等教育基金的意义**

实践表明，实行高等教育基金的意义在于：

第一，有利于改变高校对行政主管部门的从属地位，向独立法人实体过渡。

第二，有利于政府将教育资源的统筹分配和必要的政策引导统一起来，改变对高校的拨款和管理上政出多门、条块分割的局面，促进政府政策目标的实现。

第三，有利于统一拨款标准，提高拨款的整体效益，体现公平、透明和有效的原则，实现高校的公平有序竞争，防止高校之间在资源分配上差距过大。

西方一些国家和地区都不同程度地建立了类似基金会这样的机构，其中，英国的高等教育基金制度最为完善，也取得了一定成效。其主要功能是：制订教学和科研基金的分配办法，明确各高校使用公共基金应承担的义务；确保基金使用的效率和效益，负责教育质量评估并将评估结果同基金分配联系起来，维持基金资助的稳定性，保持学校的自治等。

在我国,如享有"希望工程"商标专用权的中国青年基金、曾宪梓教育基金会等早已设立,而且已经广泛服务于教育事业,所起的作用和产生的效果也非常明显,对教育事业的发展是一个有力的促进。但从全国范围看,基金还属于稀缺之物,没有得到全面的开展和最大限度的实行,而且在高等教育经费紧缺的情况下,我国还没有建立相应的高等教育基金。

## (二) 中医药高等教育基金

目前,建立中医药高等教育基金的时机可以说已经成熟,故应考虑尽早建立中医药高等教育基金,使政府对高等中医药院校的财政拨款、对科研项目的合同拨款和对学生的资助拨款逐步向基金制度过渡。

首先,在投资渠道多元化格局中,政府的主渠道作用并未改变;《教育法》中规定的"三个增长"也将督促政府及时足额地拨付经费,这样基金的来源将有保障。

其次,根据现行的"分级管理、分级负责"的原则,可在中央、省和市三级分别建立高等教育基金会,实行由各级基金会向高等教育机构拨款的机制,并由相应的计划、财务、审计部门监督。高等教育基金采取"普通基金+专项基金"的方式分配高等教育事业费,并成立专门的高等教育基金委员会,负责高等教育经费的分配。

建立高等教育基金委员会需明确基金会的独立法人地位,规范基金会的登记管理制度,这是基金会取得成功与顺利发展的关键。需制定相关规定,规范基金会的责任和职责。如基金会在资金的筹集与使用方面要尊重和体现捐赠者的意愿;在捐赠资金的保值和增值方面负有重要责任;在支持公益事业方面负有法律义务;在资金的管理方面要有严格的财务管理、审计和公开制度;在组织制度方面应建立董事会管理模式;在整体运作方面要接受政府的监管等。只有这样,基金会才能具有良好的社会信誉,增强其引资的能力。

## 二、建立中医药高等教育募款机制

社会捐赠在国外高等教育经费投入中占有不容忽视的份额，其中美国高等教育经费投入的30%来自社会捐赠。这类捐赠主要包括馈赠基金、直接捐款和捐物，捐赠者包括私人、公司企业、基金会以及宗教或慈善团体等。我国高等教育已有少量社会捐赠，但捐赠数目相对于高等教育事业来说颇显不足。这不仅与我国经济发展水平不高以及人们思想观念陈旧有关，还与我国捐赠制度不完善有很大关系。因此，政府需加大力度，出台相关政策，以调动民间资本投入教育的积极性，鼓励个人、企事业单位及社会团体等向中医药高等教育事业捐款、捐物；全社会也要把中医药高等教育看成关系民族振兴和国家未来的事业，形成人人关心教育、人人支持教育的社会风尚。

### （一）建立健全募捐机制

为了更好地推进中医药高等教育事业的发展，就要不断探索和完善募捐机制，并形成良好的运行态势。

**1. 制定可行的筹款目标，在中医药院校设立专门的募款机构**

募款机构要有专人负责，并接受校长的直接领导。该机构要做好常年捐赠和专项捐赠两项工作，后者主要针对一些专门的项目来开展捐赠。

**2. 募款人员要逐步实现专业化**

募款人员要具备公共关系学、营销学、新闻学、心理学等多学科知识，并且具有较强的社交能力和感染力。

**3. 实现募款形式多样化**

我国目前的募款形式主要有现金捐赠和有形资产捐赠两种，借鉴国外多样化的捐赠形式，可以增加诸如"不动产所有权捐赠""增值证券捐赠"等方式。此外，要扩大募款范围,不应局限于本地区、本国,而应实行跨地区、跨国界的募款。

## (二) 完善捐赠的相关法律法规

我国《公益事业捐赠法》规定,国家鼓励自然法人、法人或其他组织对公益事业进行捐赠,但在有关捐赠免税制度中,只有对农村义务教育、公益性青少年活动场所和红十字会的捐赠才准予全额扣除个人所得税,而对高等教育事业的捐赠则没有相关规定。为此,国家需尽快制定《高等教育捐赠法》和企业、个人或社会团体捐赠教育的资金免税制度。

《公益事业捐赠法》需尽快修改,对各类教育捐赠行为应给予政策上的税收减免优惠,规定纳税人向高等教育的捐赠(包括财产与资金)在应纳税中全额扣除。政府要激发社会捐资助学的积极性,并保护捐赠者的合法利益,如为捐赠者宣传、立碑等,给予其精神和名誉上的奖励。另外,中医药院校可以通过让捐赠者享有人才使用优先权、技术转让优先权等措施鼓励捐赠。

## 三、多渠道筹集中医药高等教育资金

政府可以通过发行教育彩票、债券,鼓励发行股票、吸引国外资本投资中医药高等教育等方式多渠道筹集资金,并从政策上加以调控。

### (一) 发行教育彩票

彩票可以聚集大量社会闲散资金,缓解财政压力。我国彩票市场的完善为发行教育彩票提供了技术支持与制度保障。发行教育彩票能够实现高等教育筹资的市场化和社会化,是完善我国教育投入机制的有益尝试,可先在经济较发达的地区试点,待条件成熟后再大范围展开。

教育彩票筹集的教育基金要做到专款专用,并按比例拿出一定数额的资金用于中医药高等教育事业的发展，重点支持重点学科建设、科研开发、新校区建设等。同时需强化对教育彩票发行、资金管理和使用的审计监督，增强透明度，建立健全信息披露制度。可以规定省级教育部门设置专门的教育彩票管理中心为区域性发行、销售教育彩票的职能部门，教育彩票的发行额度、奖项设置和奖金返还率则由财政部统一管理。应尽快颁布《彩票法》，明确各级政府、各部门、各高校在彩票发行、资金管理和使用上的权利和义务，建立完善的彩票法律法规体系，以此指导和规范教育彩票市场的有序运作。

### (二) 发行高等教育债券

为了鼓励个人的教育储蓄行为，政府可以面向社会发行用于高等教育的专项债券，以弥补高等教育经费的不足。教育债券的还本付息由政府承担，可提高其信誉度和稳定性。政府可在教育债券的利率等方面制定相应的优惠政策，以鼓励个人投资高等教育。由于我国国债规模连年扩大，国家债务负担已经很重，故国家发行高等教育债券比较稳妥的做法是将这部分教育债券列入每年国家计划的国债发行范围之内，专门用于支持高等教育事业。

### (三) 发行股票

利用股票市场也可以把社会上的闲散资金聚集起来用于发展高等教育事业。在经济意义上，所有大学都是一个经济实体。一所学校就是一个公司，学校作为公司提供的服务就是教育。因此，高等中医药院校可以通过发行股票来筹集资金。截至2000年上半年，我国已有15所高等院校的校办企业上市，共筹集资金487亿元，为高等院校提供了大量的建设资金。

### (四) 吸引国外资本

我国加入WTO以后，高等教育已经作为服务项目对外开放。为此，我们要充分利用中医药高等教育的优势，借鉴国外高等教育国际化的成功经验,创新留学生引进制度与机制,开拓国际教育市场,利用国外资本作为创新中医药高等教育投资体制、增加中医药高等教育投入的重要手段和措施。积极引进国外的师资、图书等优质教育资源,引进先进的教育理念和人才培养模式。通过发展合作办学,进一步拓宽中医药高等教育的资金来源,为国家培养具有竞争性的中医药人才。

### 四、积极发展民办中医药高等教育

为了减轻政府负担,应采取一定措施扶持民办中医药院校,通过开办民办中医药院校扩大中医药高等教育的办学规模。

民办中医药院校不仅能够准确把握市场对人才需求的动向,而且能够减轻政府的财政负担。通过民办中医药院校之间的竞争,以及民办中医药院校与公立中医药院校的竞争,在一定程度上促进中医药高等教育办学质量的提高。

目前我国民办中医药院校发展缓慢,并且不够规范,除了向学生收取学费以外,几乎得不到政府任何形式的拨款,其他形式的捐赠也很有限,与发达国家相比还有很大差距。发达国家的私立高等教育除了享有政府制定的优惠政策外,还能得到政府的直接资助。美国、日本先后颁布了《高等教育设施法》、《私立学校振兴助成法》等有关法案,规定了向非营利的私立学校提供贷款、资助、免税等。

#### (一)加大对民办中医药院校的投入

从私立高等教育具有公共性的观点出发,为了解决民办中医药院校办学经费的不足,提高民办中医药院校的办学水平和教育质量,国家有责任和义务对民办中医药院校给予扶持与关注,重视并加快民办中医药院校的发展,让其与公立中医药院校享有相同的政策环境。民办中医药院校的发展离不开国家资金与政策支持。

**1. 对基建予以资助**

可以采取为民办中医药院校基建贷款提供财政贴息的方式予以资助，如对民办中医药院校建设用地减免土地征用费；也可以向民办中医药院校捐赠资产。

**2. 将民办中医药院校纳入国家助学体系**

民办中医药院校的学生应与公立中医药院校的学生享受同样的国家助学贷款，以国家不提供贴息或提供少量贴息的贷款形式为主。在计算民办中医药院校学生的资金需求时，应当把大学成本（包括学杂费、食宿费等）折算成公立中医药院校的平均水平。

**3. 允许民办中医药院校参与国家科研项目的竞争，为其提供多渠道的资金来源**

政府各项竞争性科研项目，应当面向所有高校，使公立和民办院校公平竞争，这不仅可以促进民办中医药院校科研水平的提高，也有助于公立院校提高科研水平。

## （二）通过立法促进民办中医药院校的发展

根据《教育法》和《民办教育促进法》的规定，民办学校不得以营利为目的，属于非营利组织。但目前民间捐资举办高等教育还相当有限，民办高校很难有较大程度的发展。《民办教育促进法》虽允许民间教育投资者取得回报，但相关条例还很不完善，阻碍了民间对高等教育的投入。政府需建立一套完整、系统且具有操作性的制度，以保证民办中医药院校的合法地位，并采取一系列措施来提高其教学质量。

**1. 取消《教育法》和《民办高等教育法》中不准以营利为目的举办教育机构的限制**

民办高等教育可以是营利的，也可以是非营利的，营利的高等教育不享受国家对非营利高等教育的优惠政策。

**2. 尽快制定《民办教育促进法》实施细则**

细则中应当对合理回报及所有权给以明确界定，如允许投资者按出资额享有所有者权益,并通过建立相应的高等学校准入制度、高等教育评价制度等减少投资带来的风险。非营利性民办中医药院校应享有与公立院校同等的待遇,如税收优惠政策。另外,需加快对民办高等教育的学历认可,只有这样,民办中医药院校才能吸引大量学生,实现规模与效益同步发展。

此外,政府要鼓励私人、社会团体、企事业单位及多种社会力量投资办学,并尽可能地保护其合法权益。

## 五、建立有效的高等教育法律调控机制

### (一)建立高等教育法律调控体系

改革开放以来,我国先后颁布了一些高等教育法律和行政法规,发布了大量有关高等教育的规章及地方性的教育法规和规章,初步改变了我国高等教育工作无法可依的局面。但尽管如此,我国高等教育立法的步伐仍滞后于高等教育改革和发展的步伐,无法可依的现象仍比较突出。因此需尽快确立比较完善的高等教育法律法规,实现高等教育管理的规范化、制度化和高效化。

到目前为止,国家尚没有制定有关教育投资的专项法律,对投资主体缺乏约束力度,对其责、权、利没有明确要求,因而不利于调动各投资主体的积极性。为了确保教育投资的数量和质量,实现教育经费筹措和管理规范化,尽快制定教育投资法以及相关的法规和政策十分必要。此外,还需制定相应的规章制度。只有法规、相应的实施细则和相应的规章制度相配套,法制才是健全的。

在税收方面,国家应免征高校的资产税、营业税和捐赠收入税等。这样既可缓解经费紧张状况,又可鼓励社会和个人对高等教育进行捐赠,减轻政府的财政负担。

为鼓励高等学校发挥科技优势以服务经济,国家曾出台了相应的税收优惠政策,如自 2004 年起,对学校从事技术开发、

技术转让和与之相关的技术咨询、技术服务所取得的收入免征营业税。对高等学校、各类职业学校服务于各行业的技术转让、技术培训、技术咨询、技术服务、技术承包所得的技术性服务收入暂免征收企业所得税。该政策不仅深化了高校的科学研究，还将高校的资源服务于社会，为高校开辟出一条收入渠道。

此外，国家还制定了一系列的财政贴息政策。高校在建设实验室或购买设备时，往往要向银行贷款。此时，由政府财政给予一定的贴息，贴息率参照国家助学贷款规定为50%，或者根据政府安排贴息预算总额和高校预计借款需支付利息总额确定，以减轻高校贷款的压力。

对于社会的捐赠，财政部和国家税务总局也下发文件，规定自2004年起，对纳税人通过中国境内非营利的社会团体、国家机关对教育事业的捐赠，准予在企业所得税和个人所得税前全额扣除，鼓励企业和个人对高等教育的捐赠行为。对于个人偶然所得对高校的科研经费支出，应按一定比例扣除应交税款。比如捐赠额未超过纳税义务人申报的应纳税所得额30%的部分，可以从其应纳税所得额中扣除。

此外，在高校自筹资金不足的情况下，政府可考虑对用于高校发展建设的银行贷款给予全额贴息，以减轻高校的负担。

## （二）建立监督管理机制

国家需不断完善对高等教育投入的监督管理机制，定期或不定期地对高等教育各项投入指标的落实情况进行监督检查，确保政府对高等教育的经费投入达到规定的水平，且资金及时到位，没有被拖欠或挪作他用。

为适应高等教育大众化的发展要求，在各级政府对高等教育投入不足、学费收入不能大幅提高的情况下，在国家经济运行状况不断趋好的宏观背景下，在宽松的融资环境、相对较低的贷款利息、金融行业对高等教育发展的良好预期下，各级政府对高校负债发展大力提倡和鼓励，加上中医药院校自身发展的迫切需要，使中医药院校负债发展成为必然趋势。近年来，许多中医药院校通过向银行贷款来改善办学条件，有效地缓解了其发展需要大量经费与政府财政性拨款不足的矛盾。

虽然银行贷款为中医药院校的发展提供了大量资金，但贷款毕竟是有偿使用资金的一种形式，它不仅有明确的资金使用成本（利息），而且约定了资金的偿还期限。高等学校与企业不同，企业的资金耗费具有垫支性，耗费在产品上的资金可以通过产品的销售收回，而高校作为非营利性事业单位，其资金消耗不具有垫支性，一旦消耗，就无法收回。高校与政府也不一样，政府在财政收支不平衡的时候，可以通过发行国债筹资，亦可通过调整税率或开征新的税种筹集偿还债务的资金，但高校没有政府职能。因此，贷款必须慎之又慎，因为贷款办学实际上就是搞赤字预算，有悖于《预算法》和《高等学校财务制度》的规定。

在政府的支持和主导下，由高等学校向银行贷款，政府给予一定的贴息补偿政策是弥补办学经费不足、实现中医药高等教育快速发展的重要途径。但是政府及教育行政管理部门需加强对中医药院校贷款的管理，研究确定贷款风险警戒线，严格控制新增贷款，对于已形成的贷款，应监督学校制定还款方案，优化负债结构，降低贷款成本，同时监督贷款项目资金的使用和投向，提高贷款资金的使用效益，实现中医药高等教育的良性发展，规避贷款给学校和政府带来的风险。政府需明确学校自身的贷款主体、利益主体和市场主体地位，实现与金融机构的市场化对接，规范各利益主体的行为，化解金融操作风险。

（三）避免高等教育资源浪费

政府需对中医药院校的办学条件、办学内容等予以明确规定，保证中医药高等教育的办学内容和发展方向符合我国国情。政府需建立健全与中医药高等教育投资体制相配套的社会保障制度,改革预算管理制度,对学校及各投资主体的权利、义务做出明确的规定,以确保中医药高等教育拥有稳定的经费来源渠道,使中医药高等教育经费能够得到有效的利用,真正用于中医药高等教育的发展。

**1. 理顺社会保障预算与教育经费预算的关系**

①将教职工的社会保障经费从教育事业经费中分离出来,净化教育投入,确保教职工的社会保障资金及时、足额到位。

②实施绩效预算,保证财政的有效投入,切实提高教育经费的使用效益。

**2. 进一步深化包括用人制度在内的校内管理体制改革**

①逐步精简与剥离非教学机构,完成教职工编制的整顿、调整工作,尤其要让行政人员、非教学人员所占的比重降下来,实行竞争上岗、减员增效制度。

②改革离退休制度和公费医疗制度,推行社会和学校共同承担养老保险制度,以及个人、学校、保险机构共同承担医疗费用制度,以减轻学校负担,使有限的教育投入发挥更大的效益,增强学校适应社会的能力。

③改革高素质人才特别是高职称、高学历人才的退休政策,建立人才流动秩序,最大限度地发挥教职工的潜力,提高教育资源的利用率。

④推进学校的后勤社会化改革,提高办事效率。

⑤建立起既符合教育规律,又适应市场机制需要的竞争机制,以促进学校办学水平的提高,以及高等教育与社会需求的协调发展。

**3. 进一步增强教育主管部门的宏观调控能力**

合理调整中医药高等教育的结构、布局,构建地区性的公共教育科研平台(包括学科平台),消除宏观政策层面造成的重复建设、无效投入问题,避免中医药高等教育资源的浪费。

**4. 分类指导，协调发展**

中医药高等教育在发展中不能忽视公平问题，必须关注落后地区中医药高等教育发展中的筹资能力，关注弱势群体受教育的权利。对经济欠发达地区国家可实施高等教育经费转移支付政策，对不同经济水平地区的中医药高等教育实行分类指导，重点建设若干个国内和国际一流的高等中医药院校。与此同时，加强东部与西部地区中医药高等教育的交流与合作，促进经济欠发达地区中医药高等教育的发展。

建立有效的高等教育法律调控机制是我国政府依法对高等教育进行管理的前提。要从根本上缓解中医药高等教育经费投入不足的问题，首先要求政府把教育摆在优先发展的战略地位，不断扩大对中医药高等教育的支出，并改革现有的拨款方式，建立具有激励机制的政府拨款制度。此外，政府需建立多渠道筹措中医药高等教育经费的机制，通过制定一系列的政策措施，引导中医药高等教育健康发展。

我国近年来的成功经验和国际社会尤其是东亚后发型国家成功追赶和超越的经验启示我们：必须用体制改革和机制创新去释放资源市场的巨大能量，用非传统的筹措去突破投入瓶颈的制约。我国目前已具备了释放和筹措非公共资源投入中医药高等教育的经济基础。因此，只要我们能够进一步解放思想，用体制改革和机制创新去释放我国改革开放以来民间资本所积蓄的能量，充分调动民间资本投入中医药高等教育的积极性，就一定能够建立起一个以政府财政投入为主，各种类型基金、社会团体、企事业单位和国际资本投资捐助的多元化的中医药高等教育经费投入机制，从根本上解决我国中医药高等教育经费投入不足的问题。

# 主要参考文献

[1] 蔡克勇,范文曜,马陆亭. 转轨时期高等教育投入制度研究. 北京:高等教育出版社,2006.

[2] 乔春华. 高等教育投入体制研究. 南京:南京大学出版社,2006.

[3] 刘亚荣. 从双轨到和谐:中国高等教育资源配置机制的转轨. 杭州:浙江大学出版社,2010.

[4] 张春艳,王建明. 中医药高等教育如何适应全球化之浅见. 中国中医药现代远程教育,2011,10(9):24-25.

[5] 王德葳,姚洪武,王明谊,等. 做强中医药高等教育 建设高等教育强国. 中国卫生事业管理,2010(9):624-625,634.

[6] 王炳明. 上海国际教育服务贸易进展及其启示. 河北师范大学学报(教育科学版),2006,8(2):86-90.

[7] 郑守曾,傅延龄,张立平,等. 论中医药学境外办学的发展. 中医教育,2005,1(24):1-5.

[8] 国家中医药管理局. 中国中医药年鉴. 北京:中国中医药出版社,1998.

[9] 洪净,石鹏建. 中国中医药教育发展战略研究. 北京:中国中医药出版社,2008.

[10] 张小萍. 公共财政体制下中国高等教育财政投入优化研究. 北京:中国市场出版社,2010.

[11] 马娜. 高等教育成本分担问题研究. 四川:西南交通大学,2008.

[12] 潘伦. 中国独立设置中医药本科院校的现状分析. 重庆医学,2012,1:64-66.

[13] 王子寿. 制约地方高等中医药院校教育发展的问题与思考. 中国卫生事业管理,2008,10:692-694.

[14] 詹儒章. 高等学校实行教育经费绩效评价的研究. 科技和产业,

2008,8:83-85.

[15] 宋丽平. 高校绩效评价指标体系构建. 财会月刊,2006,3:9-11.

[16] 唐万宏. 绩效评价:高等教育投入机制改革的政策导向. 中国高教研究,2007,6:46-48.

[17] 刘荣. 高等教育经费投入绩效评价体系研究. 财会通讯,2009,2:57-58.

[18] 郭华桥. 教育财政投入的绩效评价——以高等教育投入为例. 中南财经政法大学学报,2011,6:101-106.

[19] 郭辉. 关于高校教室容量指标的思考. 福建教育学院学报,2007,1:47-48.

[20] 付梅英,王德. 高等教育支出绩效评价与投入机制改革. 中央财经大学学报,2008,12:11-15.

[21] 刘敏. 关于建立高等教育投入绩效评价体系的探讨. 泰山学院学报,2008,5:99-101.

[22] 杨丽丽. 高校教育成本管理研究. 长沙:中南大学出版社,2004.

[23] 杨爱美. 浅议我国高等教育投入现状及对策. 行政管理,2011,9:51-52.

[24] 湛俊三,张传萍. 地方高校办学经费短缺问题的分析与战略思考. 教育论丛,2007,(4):160-163.

[25] 谭德旺. 办学主体多元化体制下地方高校办学投入展望. 教育与职业,2008,(8):32-34.

[26] 曹泰松. 新形势下我国高等教育经费来源中的问题与对策. 经济理论研究,2008,(8):124-125.

[27] 耿同劲. 国内大学多渠道筹措经费的冷思考. 辽宁教育研究,2006,(9):48-50.

[28] 教育部发展规划司. 中国教育统计年鉴(1999—2006). 北京:人民教育出版社,1998—2006.

[29] 刘天佐. 高校教育经费筹措与管理新论. 长沙:湖南人民出版社,2007.

[30] 康宁. 中国经济转型中高等教育资源配置的制度创新. 北京:教育科学出版社,2005.

[31] 帅相志. 市场经济与中国高等教育体制改革. 济南：山东人民出版社，2005.

[32] 毋俊之，安建平. 特色：地方院校生存发展之魂. 中国高教研究，2004，(4)：13-14.

[33] 杨筠，鲁辉东. 国外特色高校的启示. 决策与信息，2004，(8)：49-50.

[34] 靳希斌. 教育经济学. 北京：人民教育出版社，2004.

[35] 李子彪，等. 教育财政学研究. 广州：广东人民出版社，2003.

[36] 陈孝彬. 教育管理学. 北京：北京师范大学出版社，2002.

[37] 吴贻谷. 高等教育若干问题研究. 武汉：武汉大学出版社，2005.

[38] 郭毅夫，匡令芝. 产学研合作教育与学生创业能力培养. 高教发展与评估，2009，25（3）：41-45.

[39] 李振吉. 中医药现代化发展战略研究. 北京：人民卫生出版社，2009.

[40] 刘革，顾南宁. 资本运营——高等教育发展的新理念. 辽宁教育研究，2007，7：39-40.

[41] 霍世平. 试论我国高校无形资本运作方式的创新. 山西高等学校社会科学学报，2011，12：130-131.